Wellness
für Girls

Antonie Marquardt · Petra Springer · Birgit Rieger

Wellness für Girls

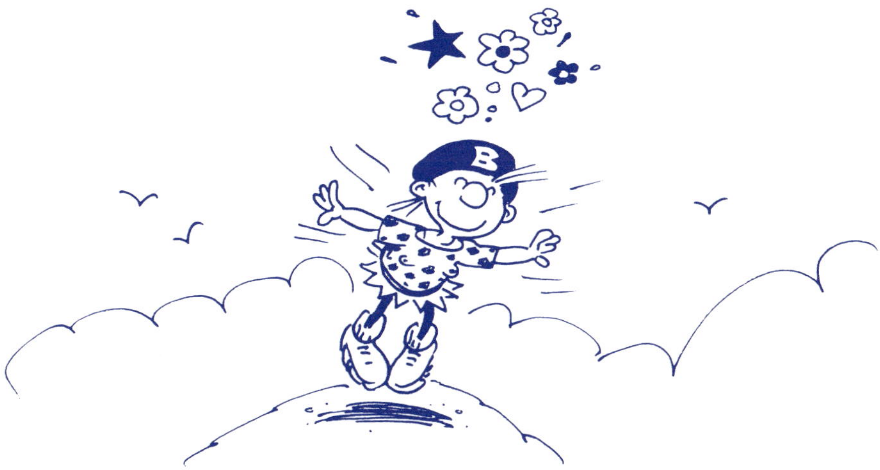

Ravensburger Buchverlag

Abbildungsnachweis:
WDV/Michael Völler: S. 7
Johannes Volz: S. 11, 24, 63, 69, 77, 81, 96, 99, 103, 115
Ernst Fesseler: S. 15, 31, 42, 47, 49, 50, 66, 95, 111, 124
MEV: S. 22, 60, 129
Superbild/Reso (g.e.i.e.): S. 27
IFA-Bilderteam/Diaf: S. 45
Firma Origins: S. 72
VCL/Getty Images Bavaria: S. 74, 131
Jahreszeiten-Verlag/W. Brackrock: S. 90
Birgit Rieger: S. 98
Superbild/B.S.I.P.: 117

Die Deutsche Bibliothek – CIP-Einheitsaufnahme

Ein Titeldatensatz für diese Publikation ist bei
Der Deutschen Bibliothek erhältlich

Die Schreibweise entspricht den Regeln
der neuen Rechtschreibung.

3 2 1 04 03 02

Illustrationen: Birgit Rieger
Umschlagfoto: ZEFA/Index Stock
Umschlaggestaltung: Vitmain_Be
Layout: Caroline Krämer
Redaktion: Jeanette Stark-Städele/Sabine Zürn
Printed in Germany
ISBN 3-473-35893-2

www.ravensburger.de

Inhalt

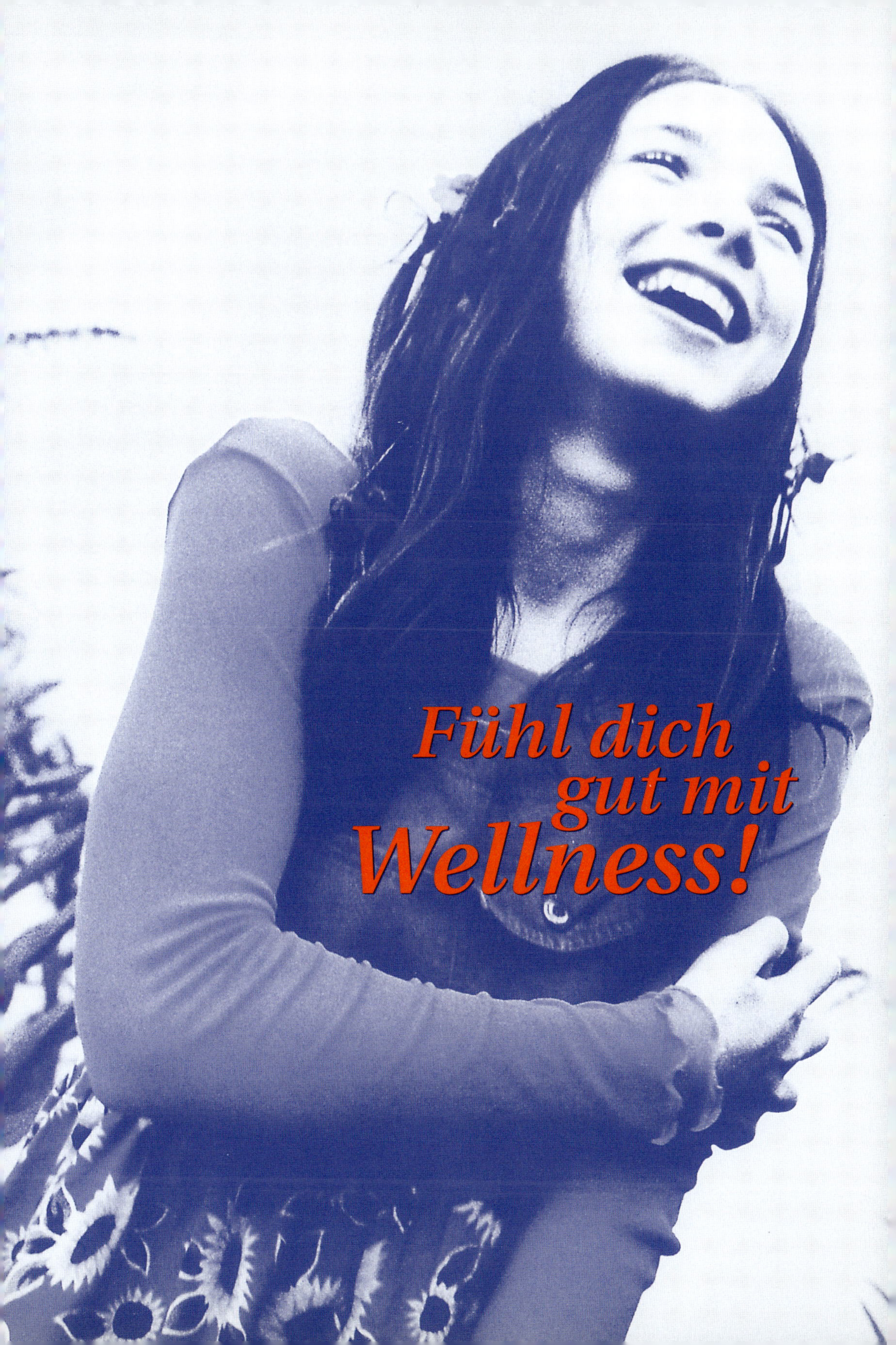
Fühl dich
gut mit
Wellness!

Schön, fit und entspannt den Alltag meistern – wünschst du dir das auch? Mit Wellness wird es dir gelingen. Denn Wellness schenkt dir Fitness, Energie und Lebensfreude. Du lernst, auf dich selbst zu achten und Körper, Seele und Geist in Einklang zu bringen. Wenn du wohlwollend mit dir umgehst, deinen Körper pflegst und dich mental und körperlich entspannst, bringt dich das in positive Stimmung und verhilft dir zu einem schönen Äußeren. Nimm dir also Zeit und entdecke dich selbst …

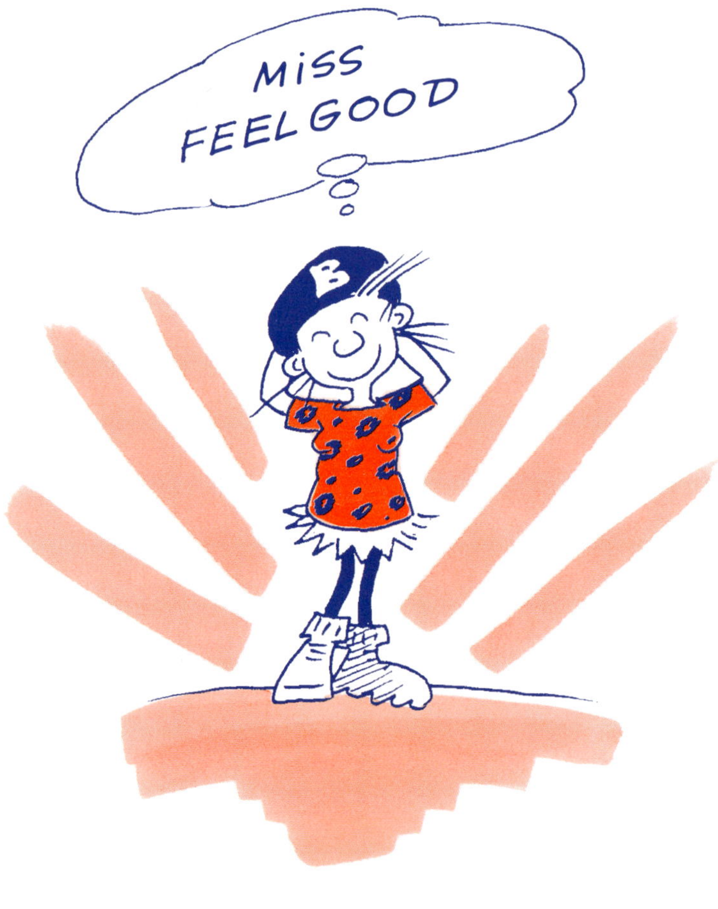

Aktiviere deine innere Beauty-Energie!

Körper, Seele und Geist bilden eine Einheit. Wer mit sich in Einklang ist, strahlt diese Harmonie nach außen aus. Man sagt auch: „Schönheit kommt von innen." Wer sich wohl fühlt in seiner Haut, wirkt auch auf andere anziehend. Deshalb lautet die Zauberformel für Wohlbefinden und Schönheit: Liebe deine Seele, liebe deinen Körper. Schaffe innerlich Harmonie, Ruhe und Entspannung und aktiviere so deine Beauty-Energie.

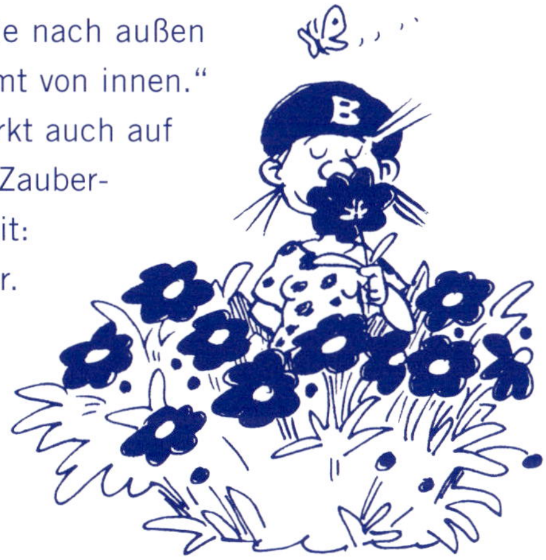

Das tut Seele, Körper und Geist gut

Sei gut zu dir selbst
Umgib dich mit schönen Dingen, verwöhn dich mit Entspannung, sinnlichen Düften oder genussvollen Tees. Gönn dir immer wieder eine Auszeit.

Entwickle ein positives Körpergefühl
Nimm deinen Körper an, schenk ihm Aufmerksamkeit, stärke ihn durch Sport und pfleg ihn sorgsam.

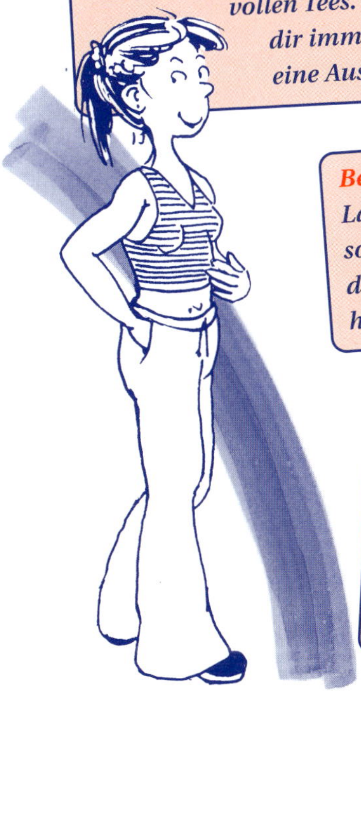

Bewahre Haltung
Lass Kopf und Schultern nicht hängen, sondern geh aufrecht durchs Leben; das richtet auch deine innere Seelenhaltung auf.

Probier's sofort mal aus:
Heb den Kopf, nimm die Schultern zurück, atme tief in den Bauch hinein, beim Ausatmen den Bauch wieder einziehen, Brust heben. Fühlst du, wie du ein paar Zentimeter gewachsen bist, deine Haltung jetzt Stolz und Stärke ausstrahlt?

Bring dich in Stimmung!

Es gibt jeden Tag eine Menge Dinge, die uns die gute Laune verderben können. Ruck, zuck hängen wir so richtig in den Seilen und verbringen miesepetrig Tage, manchmal sogar Wochen in diesem Zustand.
Da hilft nur eins: Lern mit deinen unguten Gefühlen umzugehen. Akzeptiere auch die Momente, in denen du uneins bist mit der Welt und versuch, deine innere Balance wiederzufinden und dich aus eigener Kraft aufzuschwingen.

Seelensüßstoff – SOS-Tipps gegen schlechte Laune

Auch wenn's manchmal schwer fällt: Am besten ist es, körperlich und geistig gegen das Tief anzukämpfen. Da helfen schon einfache Maßnahmen:

- Fehlt dir die Energie: Raus an die Luft, lange Spaziergänge oder Fahrradfahren bringen Schwung in den Körper, Sauerstoff aktiviert Energien. Fünf Minuten Gymnastik am offenen Fenster helfen bei Morgenfrust!
- Schneller Fitmacher: Rein in die Dusche, das weckt die Lebensgeister und bringt den Kreislauf auf Trab.
- Verwöhn dich selbst: Nach der Dusche den Körper eincremen und deinen Lieblingsduft aufsprühen.
- Die Seele baumeln lassen: Fünf Minuten die Füße hochlegen, entspannen. Hör dazu deine Lieblingsmusik!
- Sprich zu dir selbst: „Ich fühle mich gut, ich bin zufrieden." Oder: „Ich schaffe es." Ein paarmal wiederholen – du wirst sehen, es funktioniert!
- Energie zum Essen: Achte auf nahrhafte Kost. Isst du reichlich Obst, Käse, Milch und Nüsse, kann dein Körper Serotonin bilden, ein Glückshormon, das gegen Stress und „Durchhänger" wirkt.
- Bloß nicht zu Hause bleiben: Triff dich mit Freunden, geh ins Kino, bummeln oder unternimm, was dir Spaß macht.

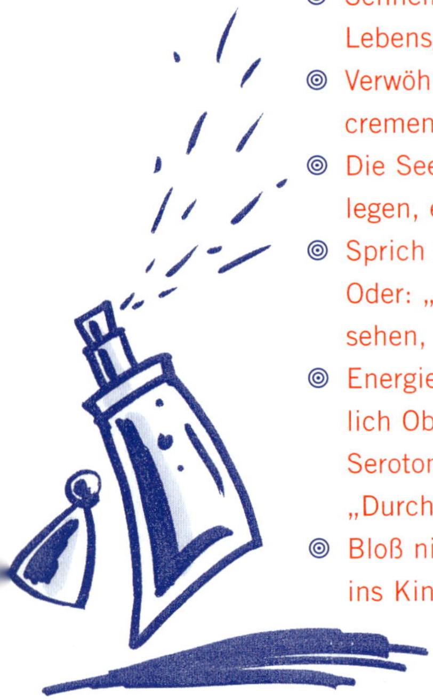

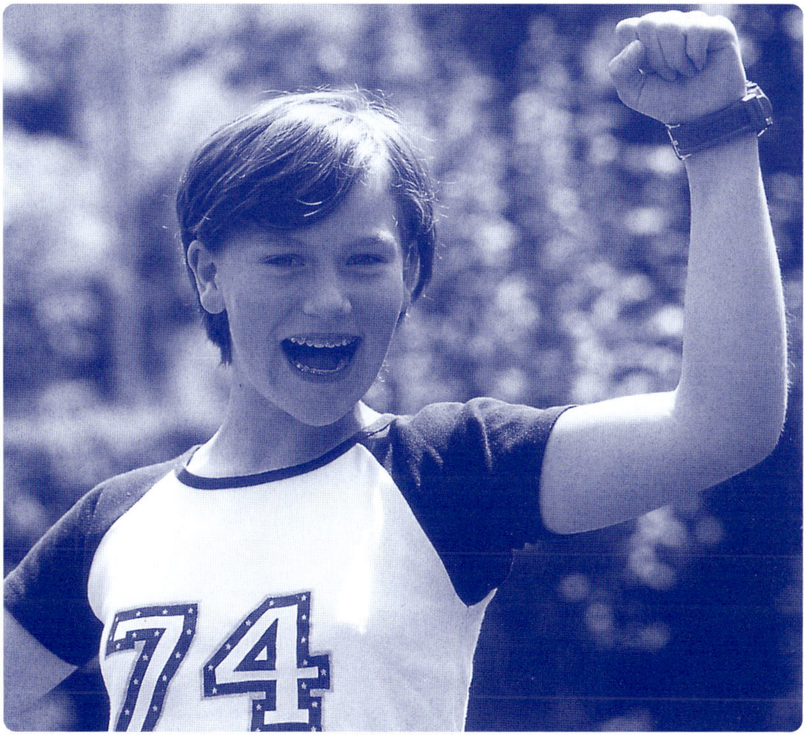

Positiv denken!

Wenn du in negativen Gedanken festhängst, musst du loslassen und in Kontakt zu deinem Innersten treten. Konzentriere dich ganz bewusst auf dich selbst. Zieh dich für ein paar Minuten zurück und umsorg deine Seele. Verwöhn dich selbst, gönn dir etwas Schönes. Nun richtest du deine Gedanken auf Freudiges aus. Taucht ein negativer Gedanke auf, lass ihn zu, aber bewerte ihn nicht über. Leg ihn wieder zur Seite und konzentriere dich auf Positives. Denk an schöne Ereignisse – dein Unterbewusstsein erlebt sie als Freude.

➔ ***Wusstest du, dass dein Gemütszustand biochemisch durch Hormone gesteuert wird? Bestimmend sind außerdem dein ganz persönlicher Körperrhythmus, positive und negative Einflüsse von außen und die Art und Weise, wie du mit den Dingen, die auf dich einströmen, umgehst.***

Wege zur inneren Balance

Dauerhaft ausgeglichen kann nur sein, wer ein tiefes inneres Gleichgewicht findet. Doch das Unbewusste, das tiefere Ich, steht dem Wohlfühlen oft im Weg. Es hat eine große Kraft und spielt uns des Öfteren einen Streich, indem es in unserem Denken und Handeln Blockaden und Unsicherheiten verursacht: Wir können nicht so, wie wir wollen. Denn das Unterbewusstsein bewahrt Erinnerungen auf, lässt seelische Vorgänge unbemerkt ablaufen und reagiert mit ganz bestimmten, einmal erlernten Mechanismen. Sind diese Reaktionsweisen zu unserem Nachteil, müssen wir lernen, sie durch neue zu ersetzen.

„Glückliche Gedanken bringen Glück, unglückliche Gedanken bringen Unglück.“ *(Chinesische Weisheit)*

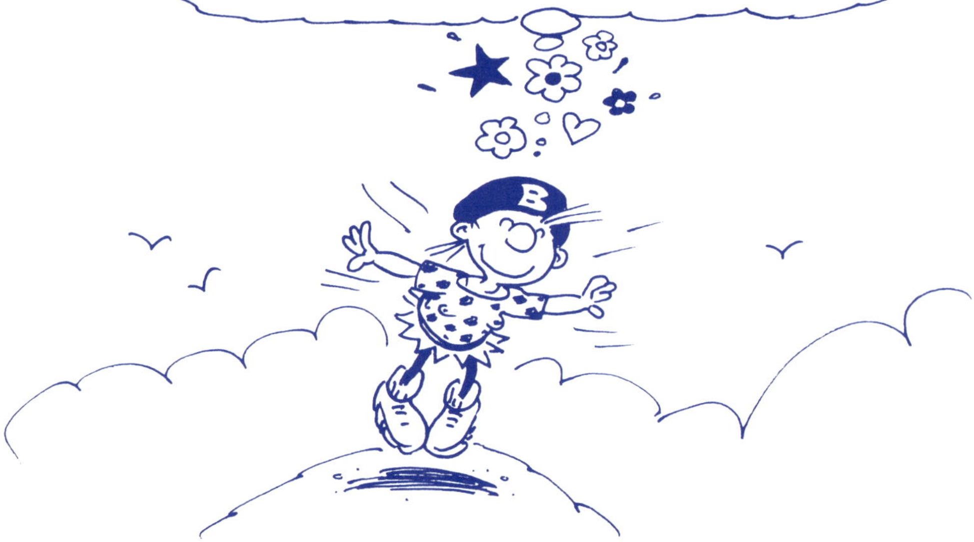

Das Gleichgewicht der Seele

Ist ein Teil deines Ichs meist ausgeglichen, der andere aber oft unruhig und unzufrieden? Dann musst du versuchen, ein Gegengewicht zu schaffen und das Pendel wieder ins Gleichgewicht zu bringen. Dafür gibt es effektive Methoden, die das Unterbewusstsein positiv programmieren und dir helfen, dich selbst besser kennen zu lernen.

Strategien, die das Seelenpendel im Gleichgewicht halten:

Hör auf deine innere Stimme
Wenn du erkennst, welche deiner Gedanken deine Stimmung besonders beeinflussen, kannst du neue Denkgewohnheiten entwickeln und positives Denken fördern.

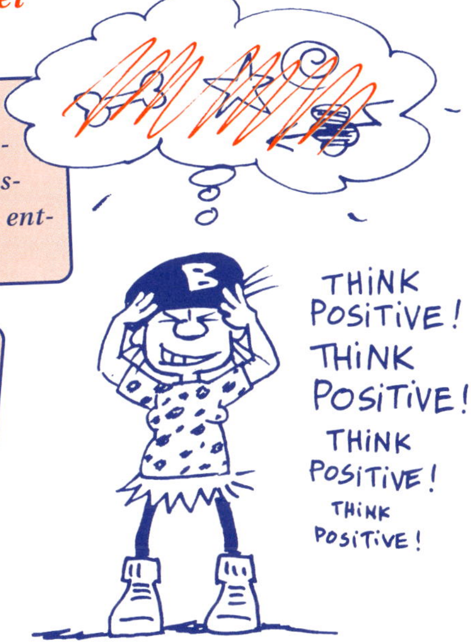

Magie der Worte
Über positiv formulierte Sätze, wie „Ich bin stark!", „Ich schaffe es!", kannst du dich selbst motivieren. Üb es regelmäßig!

Leb deine Gefühle
Je bewusster du deine Gefühle lebst, desto intensiver nimmst du alle Facetten des Lebens wahr und bist ganz du selbst.

Aktiviere deine Sinne
Wohltuende Sinneseindrücke sind Futter für die Seele. Erleb und genieß auch im Alltag mit allen Sinnen und sorg dafür, dass immer etwas da ist, was in dir eine positive Stimmung erzeugt.

Vergleiche nicht
Du bist du selbst – vergleiche dich nicht ständig mit anderen, denn das führt nur zu Neid und Selbstzweifeln.

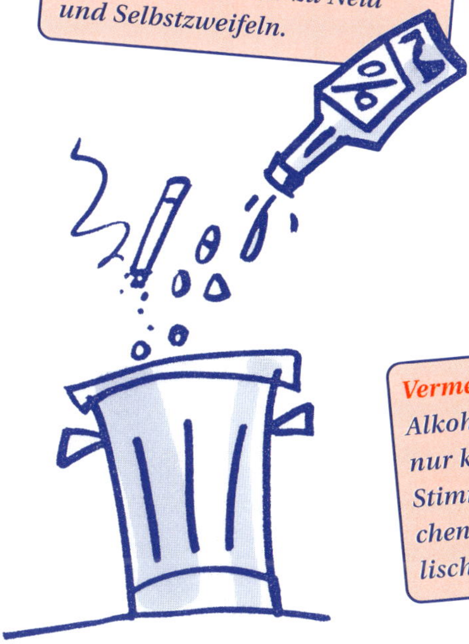

Schenk dir eine Auszeit
Gönn dir immer wieder Erholungsphasen, in denen du Zeit hast, zu dir zu finden und über dein Leben nachzudenken. Dein wichtigstes Ziel ist das Erreichen deiner inneren Balance – deiner inneren Ruhe, Kraft und Gelassenheit.

Vermeintliche Stimmungsheber
Alkohol, Nikotin und Drogen sorgen nur kurzfristig für Euphorie und Stimmungshochs; langfristig schwächen sie deine körperliche und seelische Kraft.

Steh zu dir!

Es ist wahrlich nicht immer leicht, den richtigen Weg ins Leben zu finden. Anforderungen in der Schule, das Sichzurechtfinden im Übergangsstadium vom Jugendlichen zum Erwachsenen, tausende von äußeren Einflüssen und Eindrücken geben Anlass zu Unsicherheit und Orientierungslosigkeit. Wo ist der Weg, wo ist das Ziel?

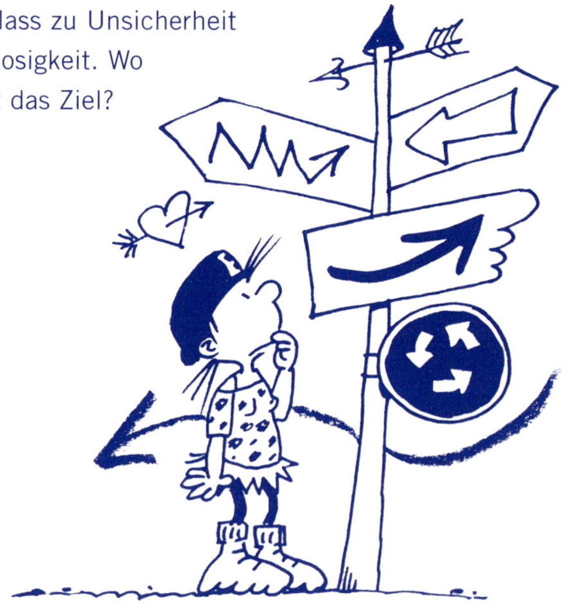

Die Pubertät

Der Übergang vom Mädchen zur Frau ist eine Zeit der Suche – Komplexe, Hemmungen und Unsicherheiten begleiten die körperliche Entwicklung. Doch bedenke, dass du nicht allein bist auf diesem Weg. Jedes Mädchen muss diese schwierige Phase durchlaufen. Sieh die Möglichkeiten, die diese Zeit mit sich bringt. Es tun sich dir viele Wege auf. Die Welt wartet auf dich – freu dich drauf!

Dein Ziel: Ja zum Ich

Je besser du dich selbst kennen lernst und dich mit deinen Stärken und Schwächen akzeptieren kannst, umso leichter findest du zu dir selbst und erkennst, was du im Leben erreichen willst, und umso früher wirst du Selbstbewusstsein erlangen und deinen Platz in der Welt finden. Das Ziel ist, sich selbst anzunehmen und die eigenen Vorstellungen vom Leben umzusetzen.

Hast du wenig Selbstvertrauen, versuch dein negatives Selbstbild aktiv umzukoppeln. Ändere deine Einstellung dir selbst gegenüber. Sag dir immer wieder, dass du stark bist und dich nicht unterkriegen lässt. Du schaffst, was du dir vornimmst. Stärkende, autosuggestive Sätze wie „Ich bin frei von Angst und Unsicherheit" wirken unterstützend.

So findest du deinen Weg:

- Erleb dich, sieh dich, wie du bist, in all deiner Einzigartigkeit.
- Genieß das Leben, gewinn ihm die schönen Seiten ab und freu dich auch über Kleinigkeiten.
- Ruh in dir selbst.
- Sei offen für Neues.
- Sei zufrieden und sorg für dein eigenes Wohlbefinden.
- Erkenne dich selbst. Nur wenn du deine Schwachpunkte kennst, kannst du lernen, daran zu arbeiten und Gedankenstrukturen zu finden, die zu neuen Wegen führen.
- Sei liebevoll zu dir, du bist dir selbst eine lebenslange Freundin.
- Üb Achtsamkeit gegenüber deinen Gefühlen und Wünschen.
- Entwickle Gelassenheit. Leg nicht alles auf die Waagschale – „Die hat das gesagt, der hat dies gesagt …“. Konzentriere dich auf die Worte deines Inneren. Wie es zu dir spricht und was es dir mitteilt, ist allein wichtig!

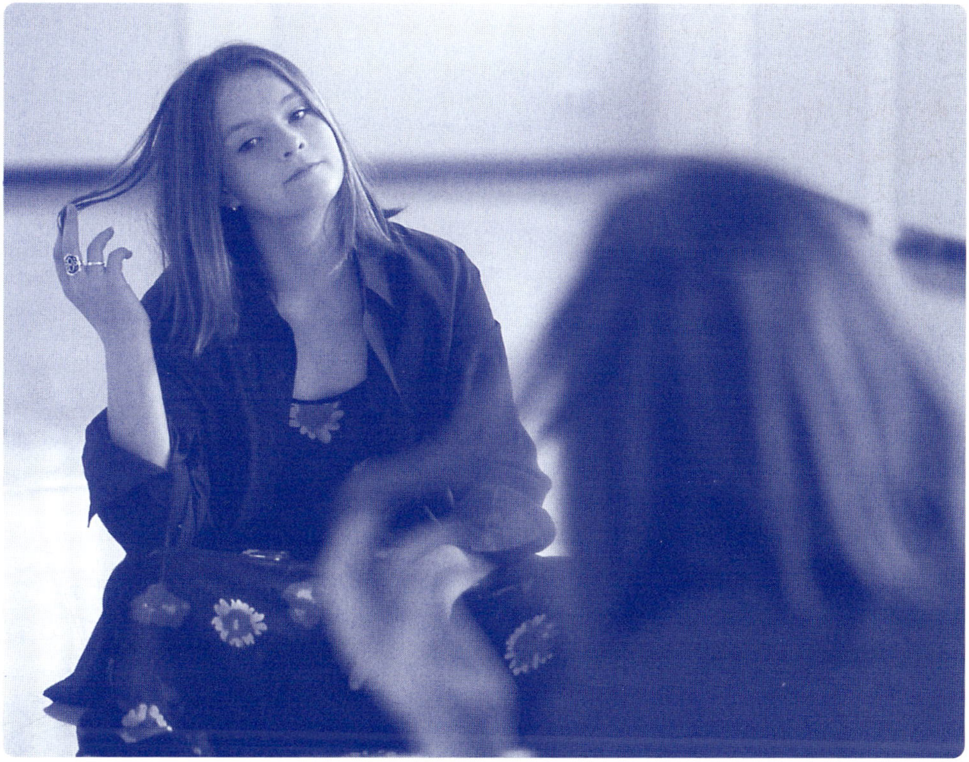

Test

Wie schnell kannst du entspannen?

Dem Stress kann man nicht völlig entgehen. Doch man kann lernen, damit umzugehen. Mit diesem Test erkennst du, wie du auf Stress reagierst und welche Entspannungsform für dich optimal ist.

1) Die Schule ist öde, der Lehrer nervt, die Schulfreunde empfindest du heute langweilig. Wie gehst du mit dieser Situation um?

a) Ich lese unter der Bank heimlich eine interessante Lektüre. (Lila)
b) Ich drücke die Schulstunden ab und werde zum Ausgleich meine Freizeit abwechslungsreich gestalten. (Blau)
c) Ich kann ja nichts ändern, Schule bleibt Schule. (Rosa)
d) Ich habe mir schon oft überlegt alles hinzuschmeißen. (Türkis)

2) Stell dir vor, du bist mit Freunden auf einer Party und siehst einen interessanten Jungen, den du kennen lernen möchtest.

a) Wenn ich noch weiter überlege, ob ich ihn ansprechen soll, verschwindet er noch. (Rosa)
b) Erst mal Blickkontakt aufnehmen. Flirtet er zurück, wage ich den Angriff. (Lila)
c) Ich versuche es mal ganz offen. Hingehen, mich vorstellen und ihn gleich in einen Plausch verwickeln. (Blau)
d) Wenn ich ihm gefalle, kann er ja auch auf mich zukommen. (Türkis)

3) Super! Dein Lehrer und die Mitschüler haben dich gefragt, ob du dich als Klassensprecherin aufstellen lassen möchtest. Was löst das in dir aus?

a) Gute Idee – grundsätzlich fühle ich mich dafür gut geeignet. (Lila)
b) Ich und Klassensprecherin, bin ich dafür überhaupt geeignet? (Rosa)
c) Nicht schlecht, aber zum Schulstress auch noch Klassensprecher-Stress? (Blau)
d) Fantastisch! Ich finde, durch meine guten schulischen Leistungen steht mir der Klassensprecher-Titel sowieso zu. (Türkis)

4) Planst du dein Wochenende oder lässt du es auf dich zukommen?

a) Ich dränge mich ungern auf. Also grüble ich meistens nach, mit wem ich was unternehmen könnte. (Rosa)
b) Kino, Bummeln oder Eisessen? Habe ich mich entschieden, wozu ich Lust habe, frage ich in meinem Freundeskreis, wer mitkommen möchte. (Lila)
c) Ich verabrede mich mit verschiedenen Leuten. (Blau)
d) Erst mal Beine hoch, relaxen und abwarten, was passiert. (Türkis)

5) Bei welchen Menschen fühlst du dich am besten?

a) Das ist situationsabhängig und hängt auch von meiner Stimmung ab. (Lila)
b) Ich verstehe mich eigentlich mit allen Menschen ganz gut. (Türkis)
c) Ich bevorzuge Leute, mit denen ich viel unternehmen kann. (Blau)
d) Bei meiner besten Freundin oder meinem Boyfriend. (Rosa)

6) Was denkst du, wenn dein Freund auf einer Party in ein Gespräch mit einem anderen Mädchen vertieft ist und sich nicht um dich kümmert?

a) Ohne ihn kann ich genauso viel Spaß haben. (Blau)
b) Gleich gehe ich nach Hause. Er sieht ja nur noch die andere. (Rosa)
c) Ich gehe hin und beziehe ruhig, aber eindeutig Stellung. (Lila)
d) Was soll ich tun? Sein Verhalten geht mir wirklich gewaltig auf die Nerven. (Türkis)

7) In deinem Zimmer herrscht absolutes Chaos. Eine wichtige Klassenarbeit steht an. Du müsstest dich aber erst einmal durch die Unordnung wühlen, um an den Lernstoff ranzukommen. Was machst du?

a) Habe ich zu viel um die Ohren, werde ich lustlos und mutlos. (Rosa)
b) Ich habe noch zwei Tage Vorbereitungszeit. Also los: Ich schlichte erst mal das Chaos, dann fange ich an zu lernen. (Blau)
c) Ich mache einfach krank und schiebe so die Klassenarbeit hinaus. (Türkis)
d) Das werde ich schon irgendwie schaffen, erst mal in Ruhe das Chaos ordnen. (Lila)

Welche Farbe hast du am häufigsten angekreuzt?

Zählst du die Farbkreise, kannst du herausfinden, welcher Entspannungstyp du bist. Sind zwei Farbtöne gleich stark vertreten, bist du ein Mischtyp und solltest beide Typbeschreibungen lesen.

Farbe Türkis: die Entspannte

Super, deine Freunde und Mitmenschen lieben deine gelassene Art. Aber oft fehlen dir Antrieb und Schwung. Dann tritt plötzlich Unzufriedenheit ein und verursacht Stress. Das Beste für dich: Werd aktiver und probier auch mal neue Interessen aus. Ideal zum Abspannen: autogenes Training! Tees aus Bestandteilen der Gingkopflanze bringen dich in Schwung und gute Stimmung.

Farbe Lila: die Ausgeglichene

Bewundernswert! Dich kann fast nichts aus der Bahn werfen. Du hast eine sehr ausgewogene Seelenlage und dein Leben im Griff. Optimal, um deine positive Kraft zu erhalten: Yoga. Tees aus beruhigenden Kräutermischungen stabilisieren dich zusätzlich.

Farbe Rosa: die Sensible

Deine Empfindsamkeit ist etwas sehr Schönes, kann aber zu einem Problem für deine Seele werden. Du schluckst deine Gefühle zu oft hinunter. Wut, Ärger und Enttäuschungen stauen sich tief in deinem Inneren an. Ganz wichtig für dein Wohlbefinden sind Freunde, die dich auffangen und dein Selbstbewusstsein unterstützen. Entspannungstechniken, in denen die Atmung eingesetzt wird, sind für dich ideal. Kava-Kava-Tees helfen, Ängste und Unsicherheiten abzubauen.

Farbe Blau: der Powertyp

Oft überforderst du dich selbst durch zu viele Unternehmungen. Versuch auch mal abzuschalten. Verkriech dich ruhig mal in ein Buch oder beweg dich entspannt an der frischen Luft. Tees und Entspannungsbäder mit Melisse, Ginseng oder Baldrian bringen dich in Balance. Meditation oder Übungen mit langsamen Bewegungsabläufen wie Tai Chi oder Yoga helfen, Ausgeglichenheit zu erlangen.

Lass deine Gefühle frei!

Wut, Schmerz, Freude und Trauer, Liebe, Hass und Eifersucht – das Gefühlsbarometer steigt und fällt unablässig. Gefühle sind Schwingungen, Energien, die gelebt werden wollen. Blockierst du sie, schwächen sie dich, verhärten dich. Du ziehst dich zurück und machst dein Innerstes unzugänglich, auch für schöne Gefühle. Verschließ den Fluss deiner Gefühle nicht, fass Mut, sprich darüber, lass ihnen freien Lauf und setz dich mit ihnen auseinander.

Sprich über deine Gefühle

Versperr dein Inneres nicht

Lass deine Gefühle frei

Sei offen

Lass dich berühren, tragen, entführen …

„Gefühle sind wie eine Spirale. Sie sitzen ganz tief in deinem Herzen, winden und drehen sich aus deinem Inneren, um dann nach außen zu fließen. Manchmal zurückhaltend, manchmal freudig beschwingt, drehen sie sich unaufhörlich, folgen der Zerbrechlichkeit deiner Spirale. Es drängt sie nach außen, hin zum Licht, zum Licht für die Seele. Trifft deine Seelenschwingung auf den warmen Lichtfluss eines Freundes, nimmt sie ihn auf, lässt ihn in sich fließen und die Windung der Spirale zurückführen, bis hin zu deinem Herzen. Dort werden sie eins.“

(Thalita, 15 Jahre, hat in der Zeit langer Krankheit ihre Gefühle und Gedanken niedergeschrieben und so ihre Lebensfreude wiedererlangt)

Rumpelstilzchen & Co. gegen verirrte Gefühle

- Such einen ungestörten Ort und schrei deine Gefühle heraus.
- Stampf mit den Füßen auf, renn, dreh dich im Kreise.
- Schreib einen Wutzettel, zerreiß oder zerknüll ihn.
- Lass deine Tränen fließen, schimpf und jammere.
- Komm einfach zur Ruhe, versuch, dich tief zu entspannen.

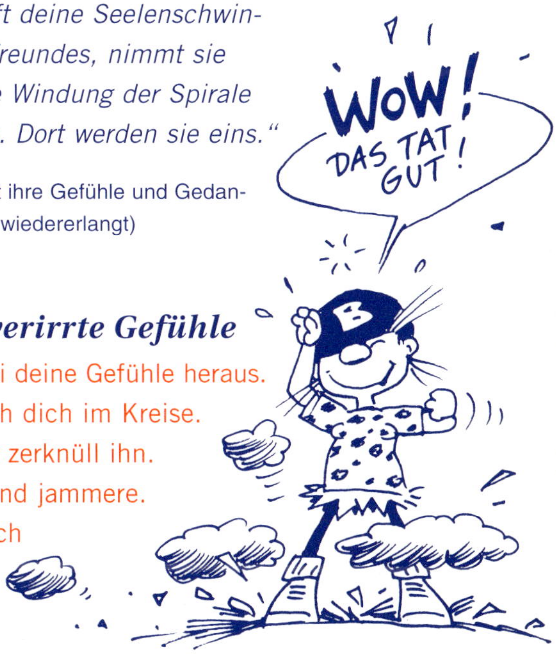

Schon mal Schwein gehabt?

Glücklichsein kann nicht erzwungen werden. Aber mit Talismanen, positiven Gedanken oder durch festes Daran-Glauben kann man dem Glück ganz kräftig auf die Sprünge helfen. Man kann sich sozusagen selber positiv manipulieren. Und – das bestätigt auch die Wissenschaft – es ist wirklich was dran am „programmierten Glück“.

Vertraute Glückssymbole und Talismane, um anderen viel Glück zu wünschen

- Allerorts beliebt: das Hufeisen

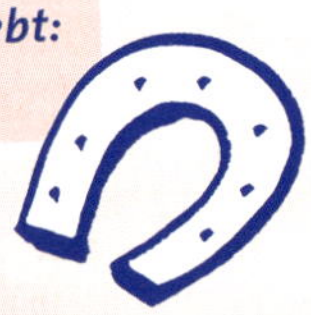

- Symbolkraft vergangener Zeiten: die Hasenpfote

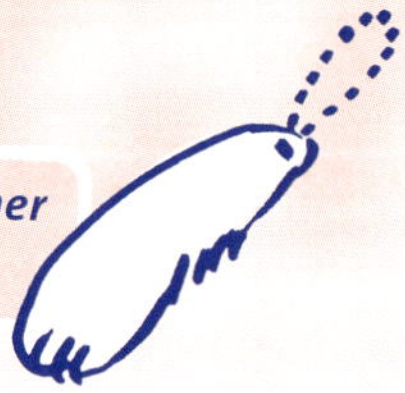

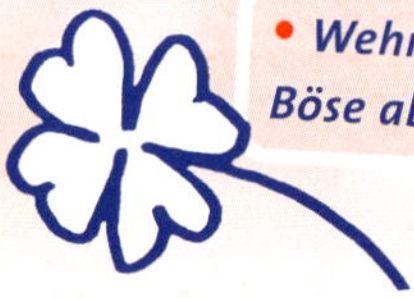

- Wehrte schon früher das Böse ab: der Glücksklee

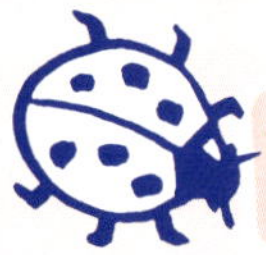

- Wünsche werden wahr: der liebliche Glückskäfer

- Positive Glücksenergie: Freundschaftsbänder

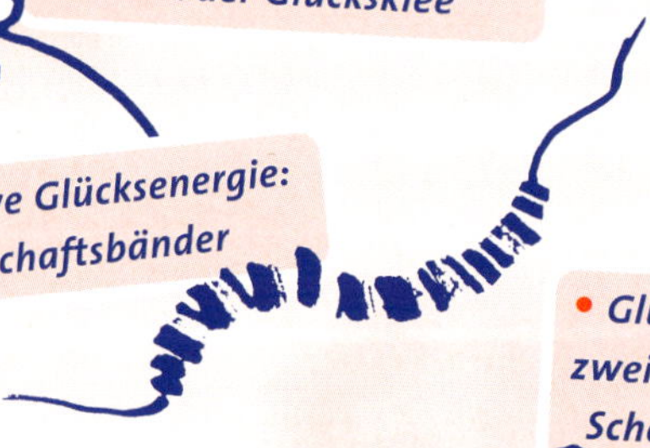

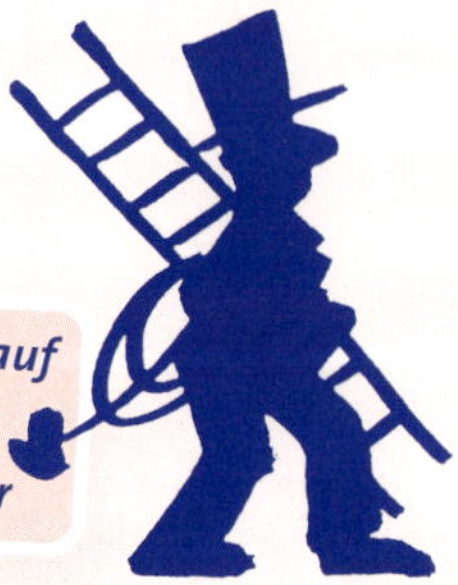

- Glücksbringer auf zwei Beinen: der Schornsteinfeger

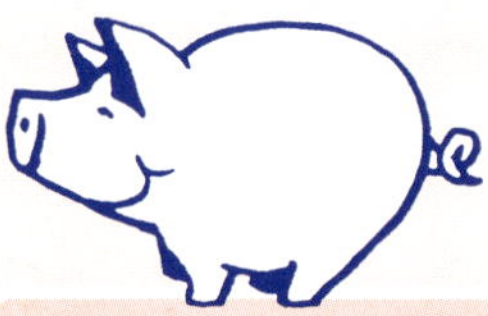

- Oft belächelt, immer bewährt: das Glücksschwein

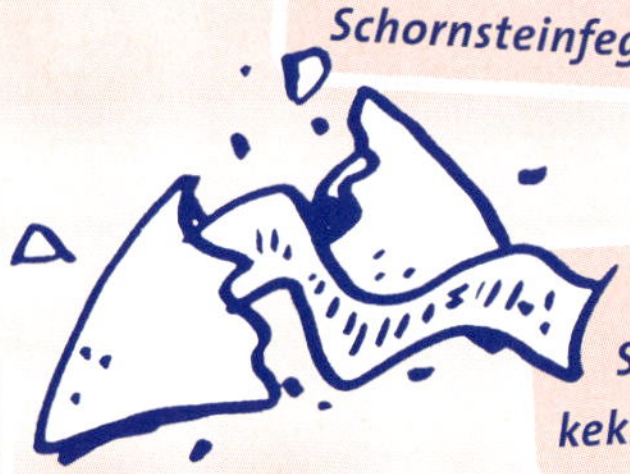

- Gebackenes Glück: Sinnsprüche in Glückskeksen

Glück zum Nulltarif ... denn Glück kann man nicht kaufen

Abhängen zum Plausch mit der besten Freundin ... sich morgens von seiner Lieblingsmusik wecken lassen ... den Pausensnack mit der Klassenkameradin teilen ... den geheimnisvollen Worten des Windes lauschen ... Kinobesuch mit Freunden ... Kuscheln und Küssen ... Ausschlafen am Wochenende ... ein Spaziergang im Regen ... Partytime im „elternfreien Haus“ ... nackt im Meer schwimmen ... Wolken ziehen und Sterne leuchten sehen ...

10 Glückstreffer gegen graue Gedanken

- Zaubere dir viele kleine Glücksmomente im Alltag.
- Belohne deinen Körper mit Bewegung. Er dankt es dir mit Endorphinen – den Wohlfühlhormonen.
- Körperkontakte – eine Umarmung, ein Unterhaken – sind positive Berührungen und lösen Glücksempfindungen aus.
- Stell dich deinen Problemen. Denn wenn du sie bewältigt hast, empfindest du ein großes Glücksgefühl.
- Quatsch dich öfter bei deiner besten Freundin aus.
- Auch das hilft: Schlaf dich mal so richtig aus.
- Raff dich auf zu Neuem, entflieh öfter mal deinen Gewohnheiten. Neues löst Glücksgefühle aus.
- Lieb dich selbst, find heraus, was dich glücklich und was dich unglücklich macht. Tu dir mindestens einmal am Tag etwas Gutes.
- Wer seine Freizeitaktivitäten verfolgt, baut Spannung ab.
- Pfleg deine Freundschaften.

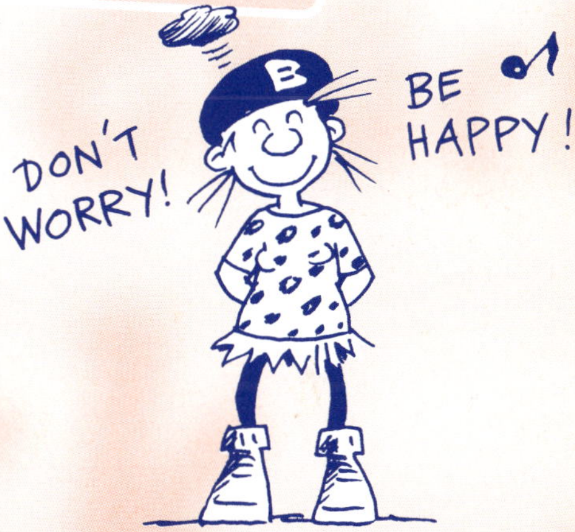

Glückliche Gedanken … von bekannten und unbekannten Größen

➔ „Das Geheimnis des Glücks besteht darin, zu leben wie alle Welt und doch wie kein anderer zu sein.“ (Simone de Beauvoir)

➔ „Kommt zu einem schmerzlosen Zustand noch die Abwesenheit der Langeweile, so ist das irdische Glück im Wesentlichen erreicht!“ (Arthur Schopenhauer)

➔ „Glück ist, wenn du bei mir bist, ich dich spüre … auch wenn du fern von mir bist.“ (Sabrina, 15 Jahre)

➔ „Das Glück ist das Einzige, was sich verdoppelt, wenn man es teilt.“ (Albert Schweitzer)

➔ „Klopf an den Himmel und horch auf den Klang.“ (Zen-Weisheit)

Fun-Factor Bewegung

Tu was für deinen Körper und du fühlst dich wohl! Durch regelmäßige Bewegung kämpfst du langfristig gegen schlechte Laune und Stimmungstiefs an. Die Durchblutung wird angekurbelt, Atmung und Stoffwechsel kommen in Schwung. Dein Hautbild verbessert sich, deine Augen strahlen, dein Auftreten wird selbstbewusster. Fühlst du dich nach der Daueranstrengung „high“, dann hat dir dein Körper das Plus an Bewegung mit der Produktion von Stoffen gedankt, die echte Glücksgefühle auslösen, die Endorphine.

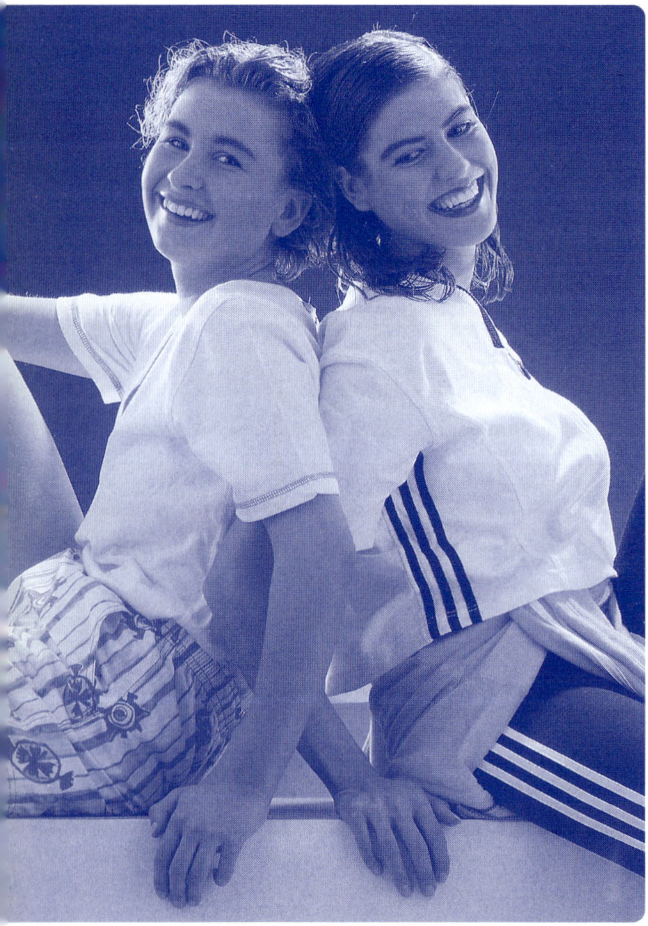

Sport macht auch die Seele fit

Nicht auspowern ist gefragt, sondern mentale und körperliche Fitness. Radtouren oder Inlineskaten mit Freunden, gemeinsam Joggen – das macht Spaß und schafft Wohlbefinden. Alternative Bewegungsmethoden, die dem Wellnessbereich angegliedert sind, findest du im Kapitel „Bodyfeeling“, Seite 27ff.

Was dir Spaß macht, tut dir gut

Lass dich bei der Wahl der Sportart von deinen Interessen leiten. Fühlst du dich nach deiner sportlichen Betätigung einfach gut, hast du die richtige Bewegungsform gefunden.

Heute schon gelacht?

Wer öfter mal etwas zum Lachen hat, tut nicht nur der Seele Gutes. Das Immunsystem wird gestärkt und die Gesundheit gefördert. Lachen ist eine Wohltat für Körper und Seele. Und nicht zu vergessen: Lachen macht auch schön!

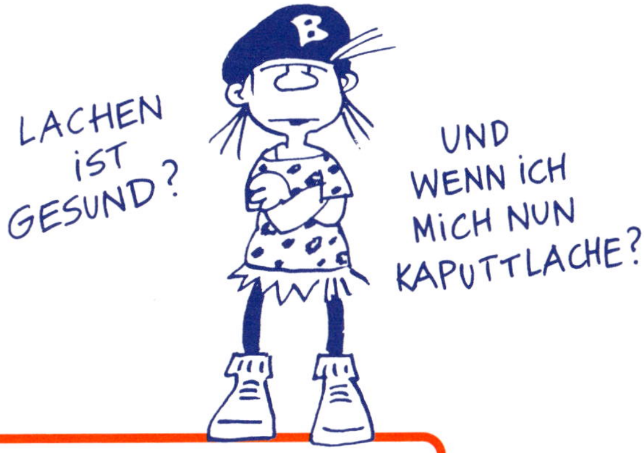

➔ ***Warum Lachen gesund ist***
Lachen erzeugt Hochgefühle, die die Gesundheit stärken. Denn Psyche, Immun-, Nerven- und Hormonsystem sind eng miteinander verbunden. Jede Emotion sorgt im Körper für ganz bestimmte Hormonausschüttungen, die jeweils auf das Immunsystem Einfluss nehmen: Freude positiv, Schmerz und Wut negativ.

Das 6-Punkte-Programm für ein Lächeln

- *Lächeln macht schön! Siebzehn Gesichtsmuskeln werden in Bewegung gebracht.*
- *Gut für das Immunsystem: Optimisten sind weniger anfällig für Stress und Krankheiten als Pessimisten.*
- *Lachen entspannt Körper und Seele. Eine Minute Lachen wirkt wie 45 Minuten Entspannungstraining.*
- *Gute Freunde, mit denen man auch mal herzhaft lachen kann, sind Vitamine für die Seele.*
- *Lachst du, gerät dein Körper in positiven Stress. Der Atemvorgang wird intensiviert und die Durchblutung angeregt – das macht schön.*
- *Lächelst du, wirst du Lächeln begegnen. Denn Lachen wirkt ansteckend und öffnet die Herzen.*

Lesen & Relaxen

Ist Lesen eine aussterbende Form der Unterhaltung? Man könnte es meinen. Denn zum Lesen benötigt man Muße und Ruhe. Wer heute noch liest, wird nicht selten misstrauisch beäugt. Lesen gilt manchmal als veraltert und nicht mehr zeitgemäß. Doch Lesen ist anregend. Liest du, betreten deine Gedanken eine neue fremde Welt. Mit der ersten Seite beginnt die Reise. Du trittst ein in die andere Realität, gehst auf Wanderschaft in deinem Kopf, entspannt und ohne Hetze. Lesen regt die Fantasie an und fördert die Kreativität – ein sinnliches Vergnügen für Seele und Geist.

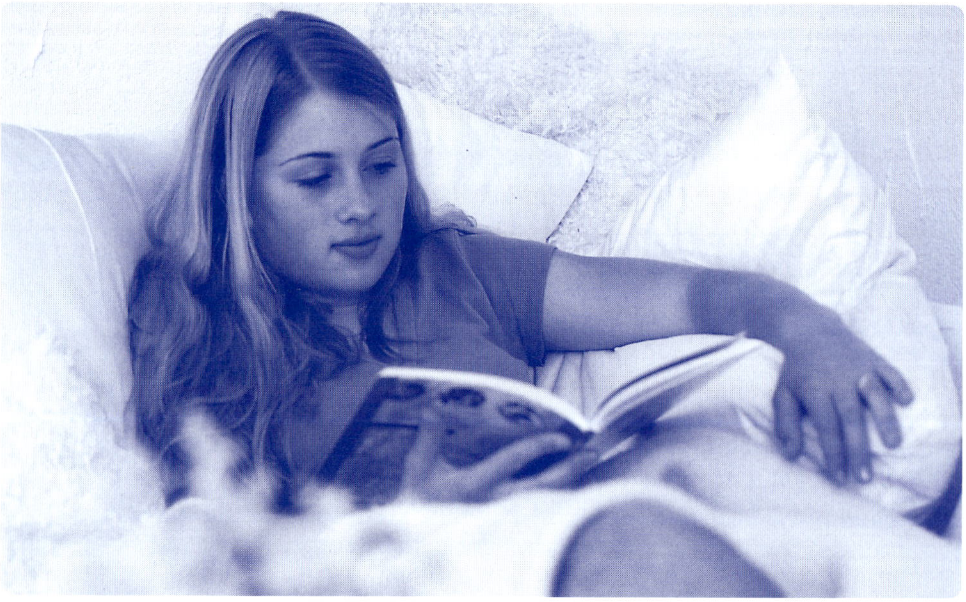

Eine Oase der Ruhe

Der positive Nebeneffekt: Bücherwürmer begeben sich in eine Oase der Ruhe. Bei keiner anderen Tätigkeit kannst du so herrlich abschalten, dich tiefer ins weiche Kissen kuscheln oder wohlig unter der warmen Decke räkeln. Verkrampfte Gesichtsmuskeln entspannen sich. Der Geist bleibt frisch, der Intellekt wird aktiv, während der Körper zur Ruhe kommt. Schmökern ist eine Wohltat für Leib und Seele, die beste Möglichkeit, dem Schulstress und dem Alltagstrott für ein Weilchen zu entfliehen.

Hilfe bei Schulstress

Stress in der Schule, Ärger mit Lehrern, Lern- oder Konzentrationsprobleme – da kann deine Balance schnell ins Wanken geraten. In diesem Fall hilft nur eins: Ruhe bewahren, mit Freunden und Eltern darüber sprechen, die Konflikte analysieren, sie gezielt angehen und effektiv daran arbeiten.

Kreativ trotz Blockaden

- Wenn eine Prüfung bevorsteht: Gerate nicht in Panik, denn das kostet Kraft und Zeit.
- Schieb den Berg nicht vor dir her: Teil dir den Stoff in kleine Schritte ein und sieh immer nur den nächsten Schritt.
- Setz dich nicht unter Zeitdruck: Beginn rechtzeitig mit der Vorbereitung und teil deine Zeit ein.
- Gehirnzellen brauchen Sauerstoff: Mach das Fenster auf, atme tief durch, denk positiv.
- Pausen einlegen: Steh regelmäßig auf, beweg dich, lass kaltes Wasser über Puls und Unterarm laufen.
- Ätherische Öle bringen den Geist in Schwung, z. B. Lemongrass, Rosmarin, Zitrone und Pfefferminze.

Schulfit durch Konzentration

Erst wenn du entspannt bist, kannst du dich konzentrieren. Schließ die Augen, denk an etwas Schönes, verbanne störende Gedanken, lass dich fallen – dann kannst du effektiver arbeiten.

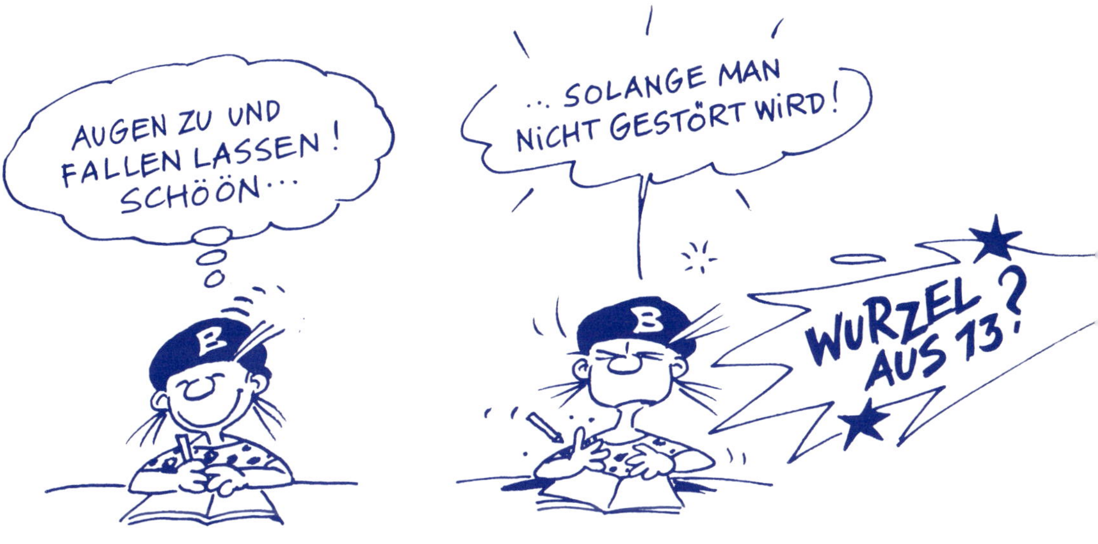
AUGEN ZU UND FALLEN LASSEN! SCHÖÖN...
... SOLANGE MAN NICHT GESTÖRT WIRD!
WURZEL AUS 13?

Power-Tipps für die Schule

Motivation aufbauen
Mach dir klar, dass du für dich und dein Leben lernst und das Lernen keine Last ist.

Lass dich von Lehrern nicht verunsichern
Nimm Kritik zum Anlass, nun erst recht zu beweisen, was in dir steckt.

Teamarbeit
Lern mit Freunden, bildet ein Erfolgsteam – gemeinsam lernt man oft besser.

Entspannungsstrategie
Lass dich vom Schulstress nicht total nach unten ziehen. Erst mal abschalten, unter die Leute gehen, auf andere Gedanken kommen.

Weg mit Versagerängsten
Begib dich nicht in ein negatives Gedankenkarussell – du kannst es schaffen!

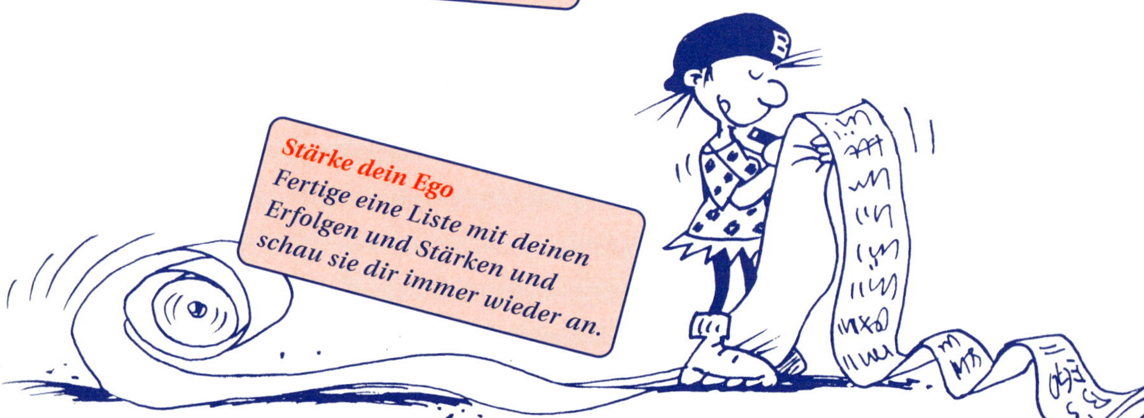

Stärke dein Ego
Fertige eine Liste mit deinen Erfolgen und Stärken und schau sie dir immer wieder an.

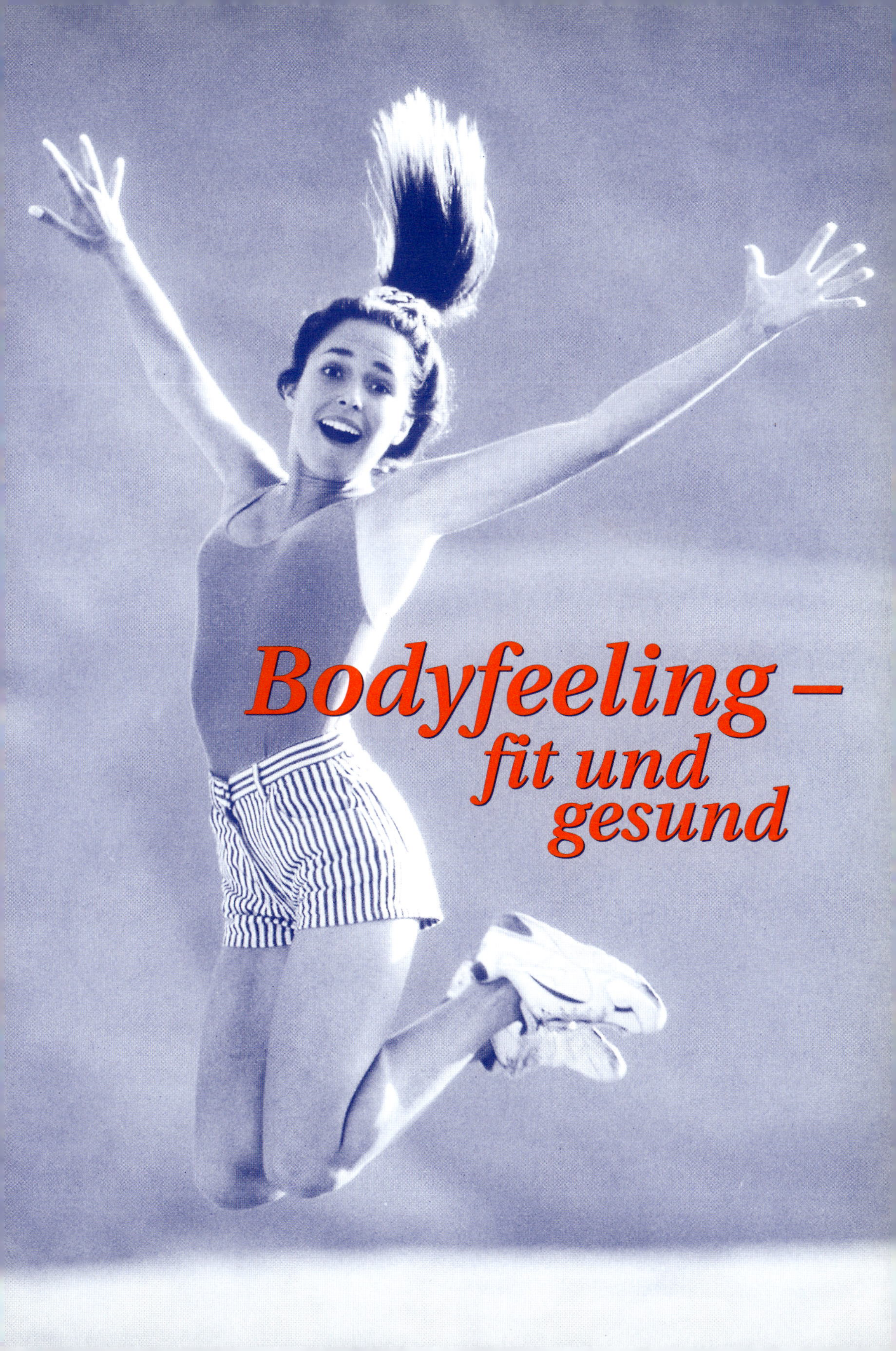

Bodyfeeling – fit und gesund

Fitness und Entspannung sind Voraussetzung für echtes Wohlfühlen. Sportliche Aktivität stärkt Gesundheit und Ausdauer und bringt das Körpergefühl ins Gleichgewicht. Dabei kommt es keineswegs auf Höchstleistungen an. Durch die Wahl der individuell passenden Bewegungsform und sanftes Training wird eine umfassende Fitness aufgebaut, die dir Kraft und Durchhaltevermögen schenkt. Kombiniert mit der richtigen Entspannungsmethode findest du zu Gelassenheit und innerer Stärke.

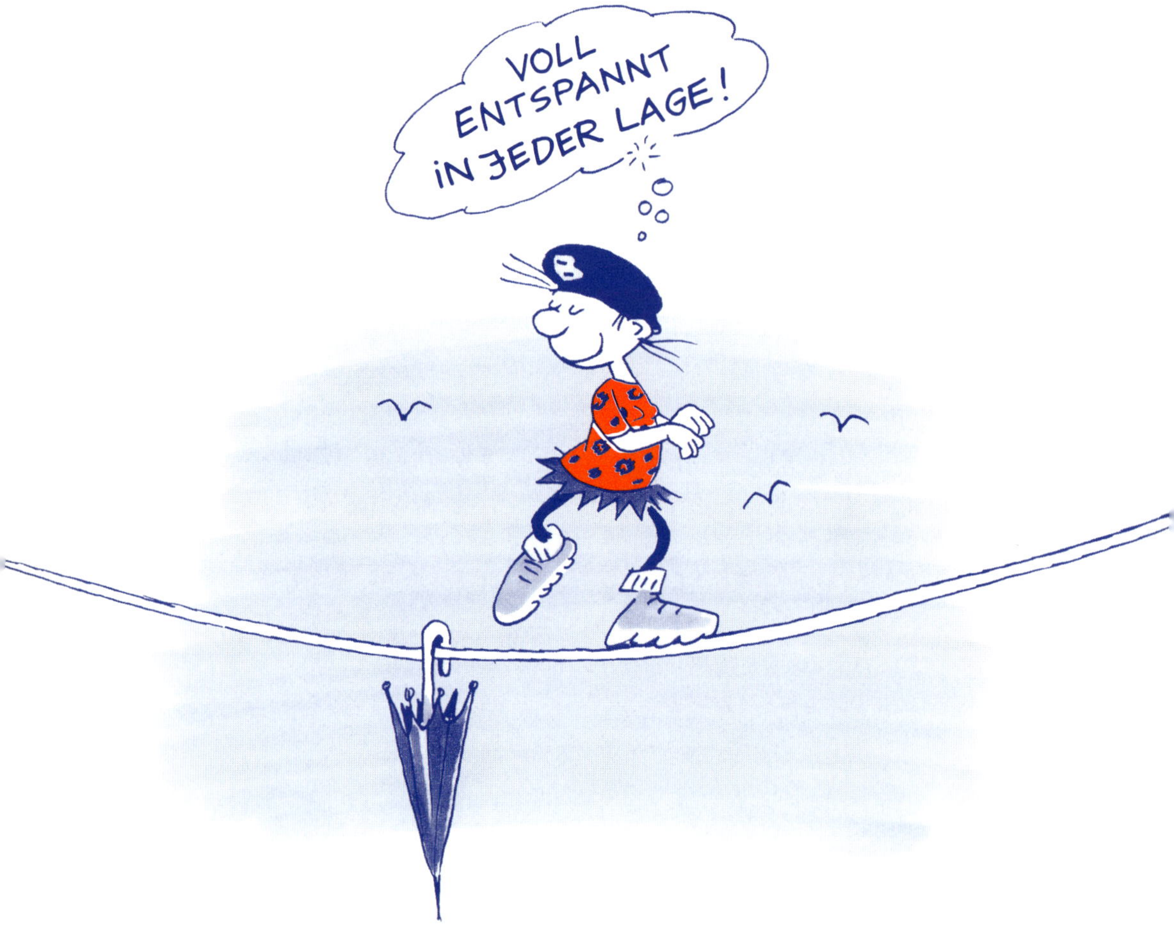

Im Dschungel der Fitnesstechniken

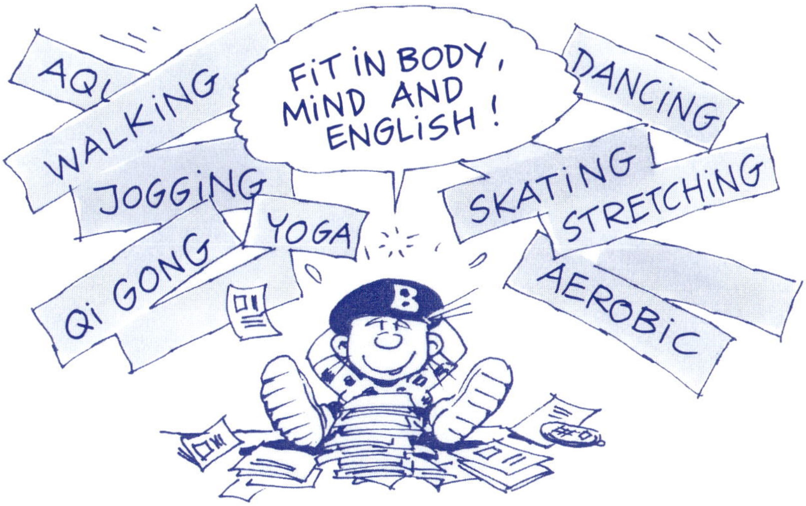

Um Muskulatur aufzubauen, die dem Körper Kraft gibt und die Haltung stärkt, muss man sich keinesfalls in den Schwitzzellen ultramoderner Fitness-Studios „abarbeiten“. Manche finden Ausgleich bei mentalen Bewegungsmethoden aus Asien, andere erleben Inlineskaten, Schwimmen, Joggen oder einen beschwingten Waldspaziergang als die für sie optimale Trainingsmethode. Überleg dir deshalb genau, was am besten zu dir passt. Eines ist sicher: Fühlst du dich nach dem Sport ausgepowert, aber rundum fit und zufrieden und hattest Spaß dabei, hast du die richtige Bewegungsform gefunden.

Körperaktivität – Seelenaktivität

Durch regelmäßige Bewegung versorgst du Körper, Seele und Geist mit neuer Energie. Denn Seele und Körper gehören zusammen: Steigerst du deine physische Kraft, kommt die Lebensenergie in Fluss und du stärkst zugleich deine seelische Kraft. Auch das Blut kommt in Schwung und transportiert schneller Umweltgifte ab. Der Körper wird „entschlackt“, was sich wiederum in einem frischeren Aussehen bemerkbar macht.

Nimm deinen Körper wahr

Bei allen Bewegungsformen ist entscheidend, wie bewusst du während der Ausführung der einzelnen Übungen deinen Körper wahrnimmst. Denn diese Konzentration erzeugt ein starkes Bodyfeeling, mentale Leichtigkeit, Freude und Harmonie.

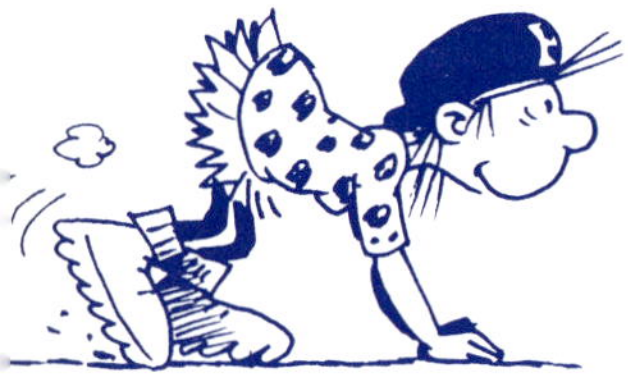

Auf die Plätze, fertig, los ...

Stopp! Vorab noch ein paar wichtige Trainingsregeln, die du unbedingt beachten solltest:

- Ein fünf- bis zehnminütiges Warm-up muss sein!
- Bei jeder Sportart ist intensives und konzentriertes Atmen enorm wichtig.
- Beginn langsam mit dem Trainingsaufbau.
- Üb regelmäßig.
- Ruhe und Konzentration sind vor allem bei meditativen und den meisten fernöstlichen Übungen unerlässlich.
- Übst du in deinem Zimmer, öffne vor oder während des Trainings das Fenster, damit du frische Luft hast.

Wissenswerte Vorher- & Nachher-Tipps

- *Achte beim Training auf atmungsaktive, lockere Kleidung und passendes Schuhwerk.*
- *Minimiere die Risiken, z. B. beim Inlineskaten oder Snowboarden Knie- und Handgelenkschoner tragen.*
- *Nach dem Training: relaxen unter der heißen Dusche oder im warmen Vollbad.*
- *Schnelle Fitmacher: Müsliriegel geben zwischendurch neue Energie.*
- *Nach der Dusche sind pflegende Cremes im Winter oder kühlende Öle im Sommer eine Wohltat.*
- *Ein kalter Erfrischungsstrahl am Ende des Badevergnügens oder Warm-Kalt-Wechselduschen beleben den Kreislauf und straffen das Bindegewebe der Haut.*
- *Trinken ist absolut wichtig.*

Wellness-Jogging

Mit einer Kombination aus Walking, Dauerlauf, Atemtraining und Stretching kannst du deine Muskeln straffen und neue Energie tanken. Durch die tiefe Atmung und die gleichmäßige Bewegung werden das Gehirn und der Körper intensiv mit Sauerstoff versorgt.

➔ ***Zieh stabile Sportschuhe an, damit du nicht umknickst.***
➔ ***Leg zwischendurch Stretchingpausen (siehe Seite 32f.) ein, damit deine Muskeln neue Energie bekommen.***

So ist es richtig:
Drei bis vier Schritte lang ruhig und entspannt einatmen, drei bis vier Schritte lang wieder ausatmen. Joggt ihr zu zweit, solltet ihr nur so schnell laufen, dass ihr euch ohne Keuchen unterhalten könnt. Starte am besten mit langsamen Walking-Schritten, die du je nach Kondition und Tagesform bis zum andauernden Laufen steigern kannst.

Empfohlene Laufzeit:
Dreißig Minuten und das zwei- bis dreimal die Woche.

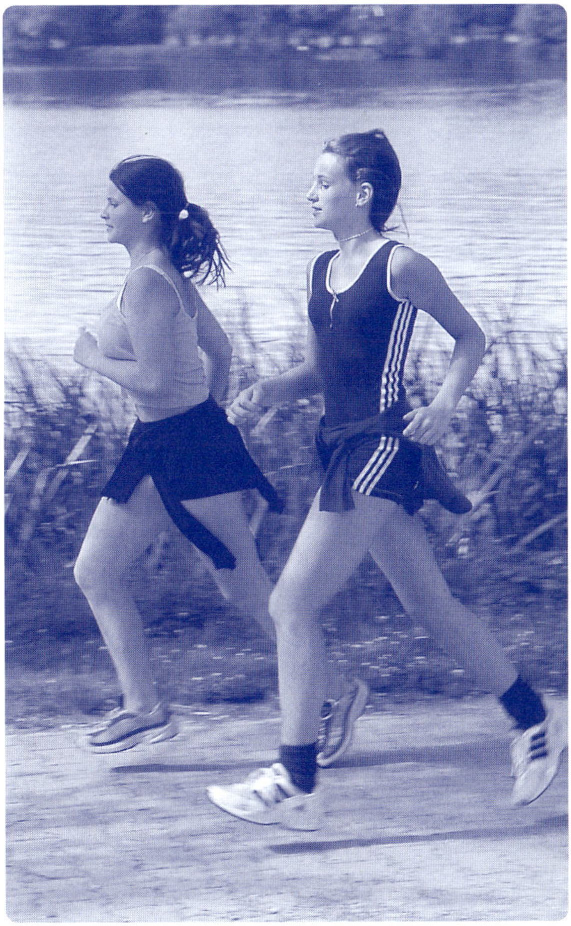

Geschmeidig mit Stretching

Die sanften Dehnübungen beim Stretching machen den Körper geschmeidig und elastisch. Die Beweglichkeit steigert sich, Muskeln, die sich durch langes Sitzen verkürzen können, werden wieder gedehnt, und Verspannungen lösen sich. Da zugleich Stoffwechsel und Durchblutung angeregt werden, durchflutet ein angenehmes Wärmegefühl den ganzen Körper.

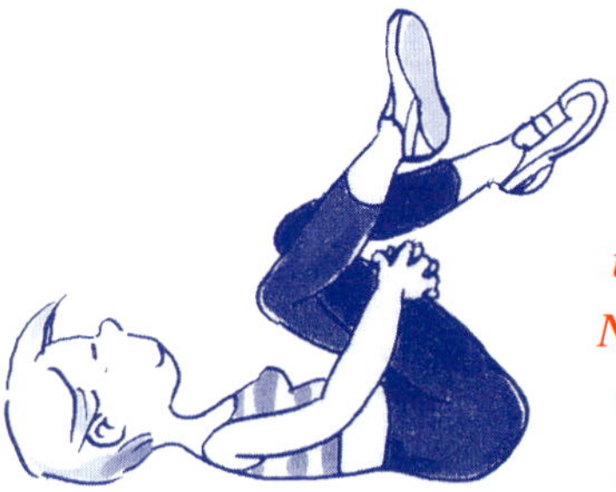

1. Po

Auf den Rücken legen, die Beine anwinkeln und das rechte Bein über das linke kreuzen. Nun mit den Armen das linke Bein umfassen und zur Brust ziehen. Halten, Beinwechsel.

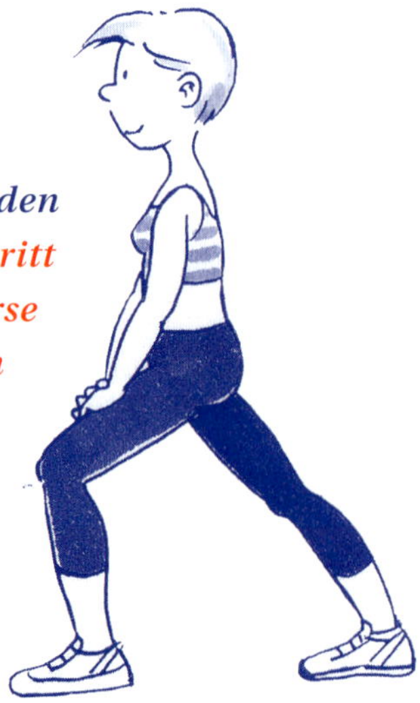

2. Waden

Mit dem rechten Bein einen Ausfallschritt machen, leicht anwinkeln, die Ferse des linken Beins auf den Boden pressen und die Wade dehnen. Zehn bis 30 Sekunden halten, die andere Wade dehnen.

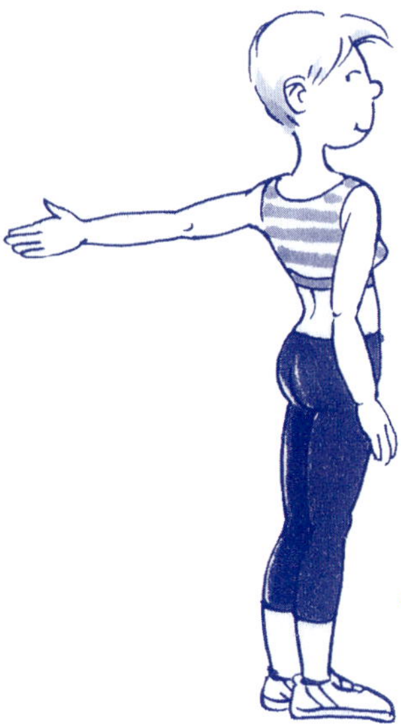

3. Busen

Stell dich mit dem Gesicht zur Wand und drück die linke Hand mit gestrecktem Arm in Schulterhöhe gegen die Wand. Jetzt den ganzen Körper so weit wie möglich nach rechts drehen, dann die Seite wechseln.

> ➔ *Schonendes Training:*
> *Vor den Übungen solltest du ein fünf- bis zehnminütiges Warm-up (z. B. schnell auf der Stelle gehen) durchführen. Beim Stretching langsam und ruhig aus dem Bauch atmen, zehn bis 30 Sekunden in der Dehnungsposition verharren. Wichtig: Die Übungen dürfen nicht wehtun – die Dehnung soll nur so weit erfolgen, bis es leicht zieht.*

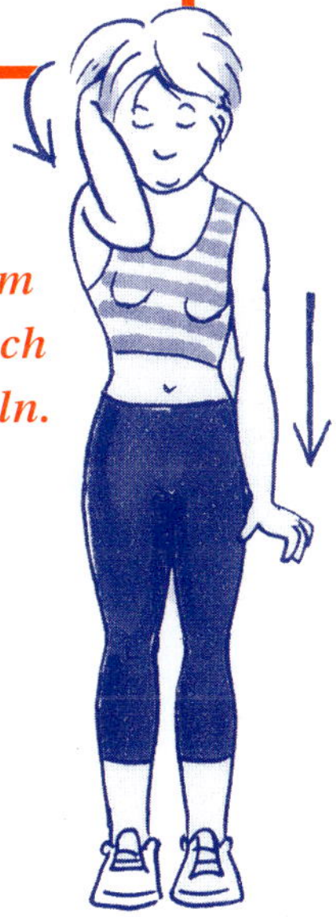

4. Nacken

Leg die rechte Hand an den Hinterkopf und drück das Kinn sanft zur Brust. Der linke Arm drückt gleichzeitig die Schulter nach unten. Nach 30 Sekunden Dehnung die Hand wechseln.

5. Oberschenkel

Leg dich flach auf den Bauch und umfass mit der rechten Hand das rechte Fußgelenk. Zieh den Fuß zum Po, spür die Dehnung im Oberschenkel, atme entspannt. Beinwechsel.

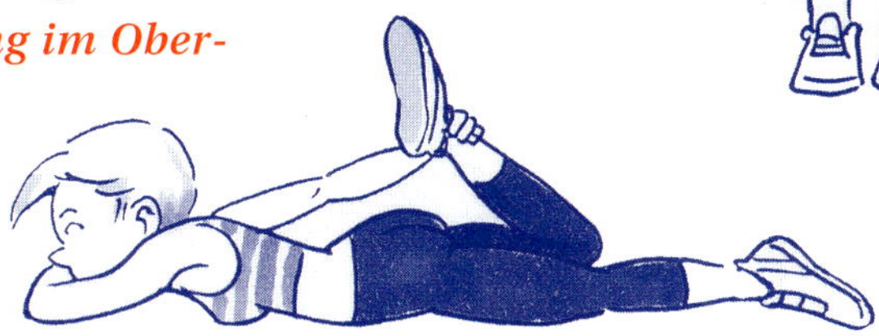

6. Schultern

Schieb im Vierfüßlerstand den rechten Arm zwischen linkem Arm und linkem Bein nach oben durch, der Dehnungszug erfolgt durch die rechte, nach oben gerichtete Handfläche. Den Ellenbogen des linken Armes abwinkeln und am Boden ablegen. Nun die rechte Schulter, den rechten Arm und den Kopf ebenfalls auf den Boden legen, langsam stretchen. Seitenwechsel.

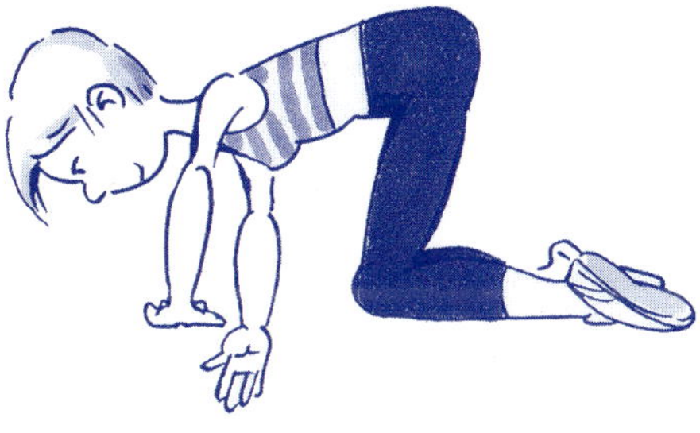

Ballett-Aerobic

Eine gelungene Mixtur aus klassischen Ballettübungen und sanfter Aerobic ist das Ballerina-Workout. Dieses „Wellness-Ballett" läuft ohne starre, akrobatische Verrenkungen ab und bietet ein neues Tanzgefühl. Weich fließend in den Bewegungen, schenkt es schlanke Muskeln und eine stolze, anmutige Haltung. Mit viel Spaß an den Übungen und schöner, entspannender Musik lässt sich Stress einfach wegtanzen.

So wird's gemacht:

Die Übungen des Tanz-Workouts dehnen sanft und machen geschmeidig. Jede Position dreimal wiederholen. Atme entspannt und verharre in jeder Position ein paar Sekunden.

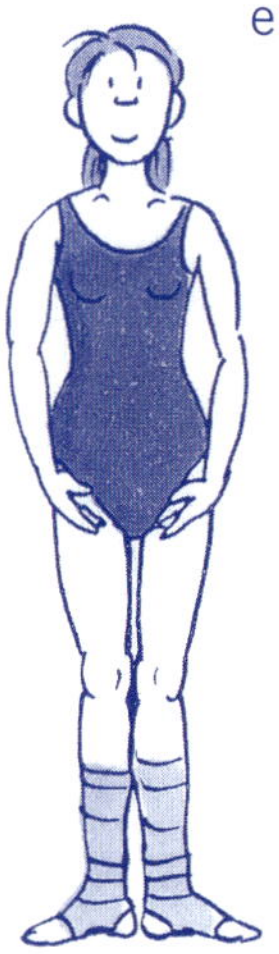

1. Grundposition

Aufrecht stehen, einatmen, die Bauchmuskulatur nach innen ziehen und den Brustkorb heben. Rücken gerade halten. Die Arme bleiben vor dem Körper in leichter Rundung. Die Füße sind nach außen gedreht, den Po fest anspannen.

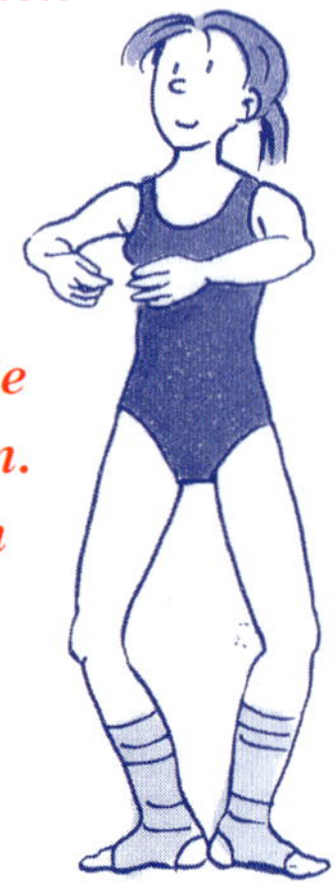

2. Halbe Beuge (demi plié)

Arme langsam in Brusthöhe bringen, die Schultern dabei nach hinten ziehen. Brust raus, Bauch anspannen, leicht in die Knie gehen, die Beine dabei beugen.

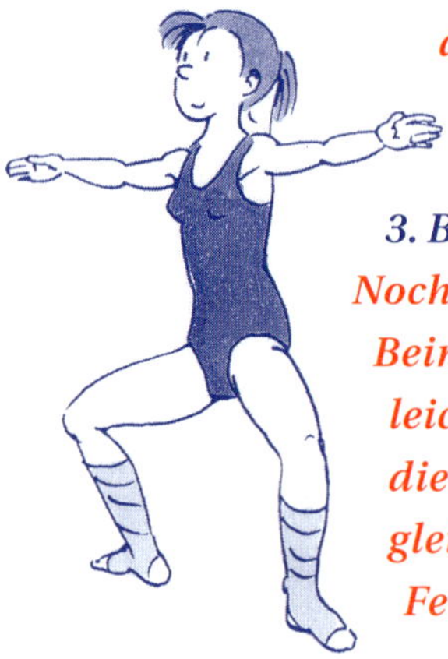

3. Beuge mit Fersenzug (plié to relevé)

Noch etwas tiefer in die Knie gehen und die Beine weit grätschen, Po anspannen, Füße leicht auswärts drehen. Bei geradem Rücken die Arme zur Seite strecken. Die Fersen gleichzeitig anheben, bis zehn zählen und die Fersen wieder absetzen. Wiederholen.

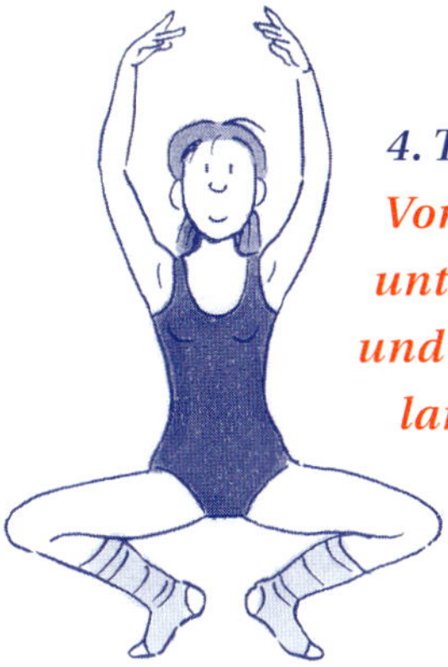

4. Tiefe Beuge (grand plié)

Von der Grundposition ausgehend die Knie bis unter Pohöhe beugen. Die Arme rund halten und – während die Beine gesenkt werden – langsam nach oben ziehen. Die Fersen leicht anheben.

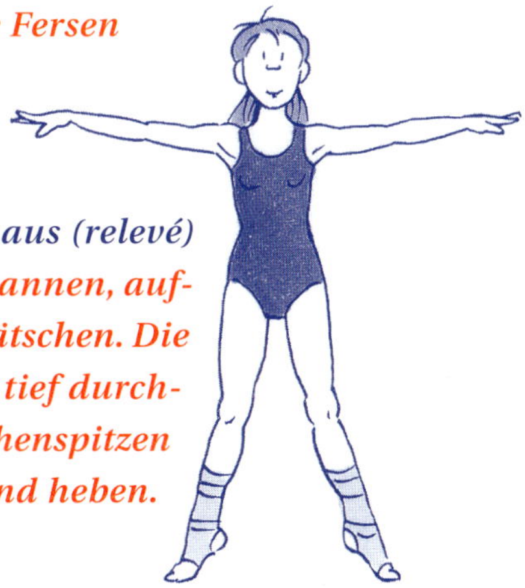

5. Hoch hinaus (relevé)

Bauch einziehen, Po anspannen, aufrichten, die Beine dabei grätschen. Die Arme zur Seite strecken, tief durchatmen. Langsam auf die Zehenspitzen gehen, Fersen senken und heben.

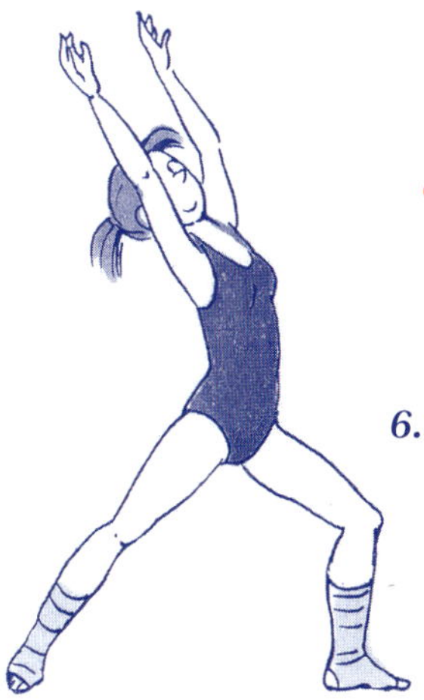

6. Rückbeuge (stretch)

Aus der Grundposition ein Bein anwinkeln und dabei mit dem anderen zurückgehen. Die Arme nach oben bringen und mit dem Oberkörper sanft nach hinten beugen. Seitenwechsel.

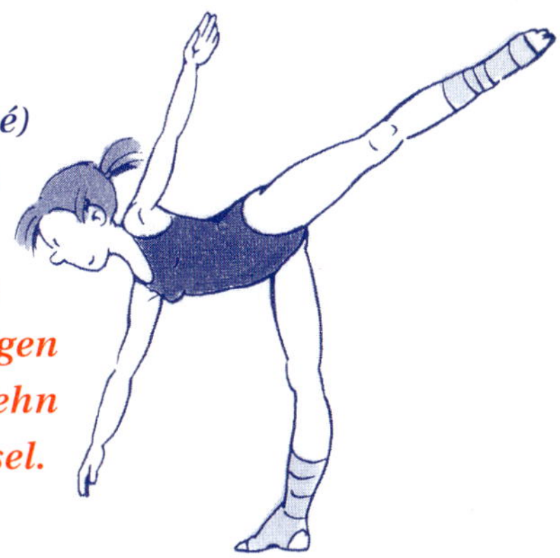

7. Tiefgang (arabesque penché)

Gewicht auf ein Bein verlagern, den Oberkörper nach unten neigen und das andere Bein gestreckt nach oben bringen. Die Arme parallel zum jeweiligen Bein nach oben und unten führen. Zehn Sekunden verharren, Seitenwechsel.

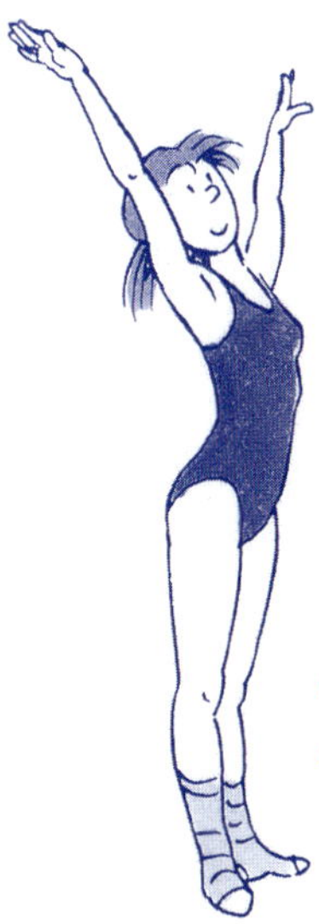

8. Große Dehnung (end stretch)

Füße leicht nach außen bringen, die Beine zusammenstellen und anspannen, Bauch einziehen, Po anspannen. Arme nach oben strecken, Kopf zurücknehmen, tief ein- und ausatmen.

Yoga – die sanfte Entspannung

Yoga kommt aus Indien und ist eine hoch entwickelte Körper- und Entspannungstechnik. Die Übungen wirken wie ein Energieschub für Körper und Seele. Sie relaxen, stärken die Konzentrationsfähigkeit und das Selbstvertrauen. Übt man regelmäßig, unterstützt Yoga die innere Ausgeglichenheit; gleichzeitig werden die Muskeln gekräftigt, der Körper gedehnt und gestreckt, Verspannungen abgebaut.

➔ *Leise Klänge sanfter Musik können am Anfang beim Abschalten helfen. Schließ die Augen, atme vor jeder Übung einmal tief ein und aus.*

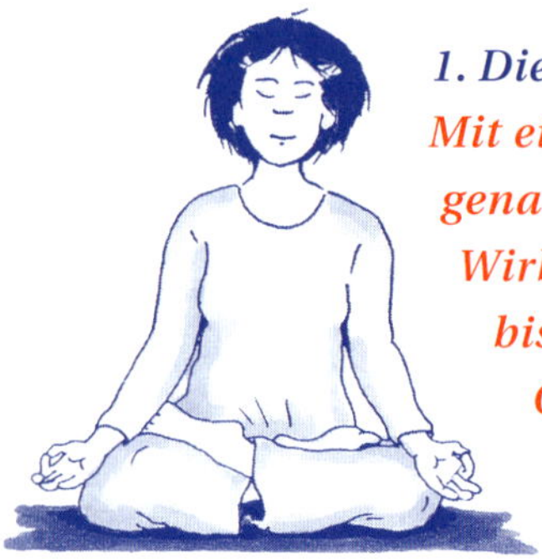

1. Die Entspannungsposition

Mit einem einfachen Schneidersitz, auch Lotussitz genannt, beginnt jede Yoga-Stunde. Richte die Wirbelsäule auf, heb die Brust an und atme ein- bis zweimal lang und tief ein und aus, lass alle Gedanken an dir vorbeiziehen. Stell dir vor, warme, ruhige Energie würde deinen Körper durchfließen.

2. Der Drehsitz

Schlag das linke Bein über das rechte Knie und dreh bei geradem Rücken den Kopf und die linke Schulter sanft nach links. Der linke Arm dient als Stütze, mit dem rechten Ellenbogen drückst du von außen gegen dein linkes Knie.

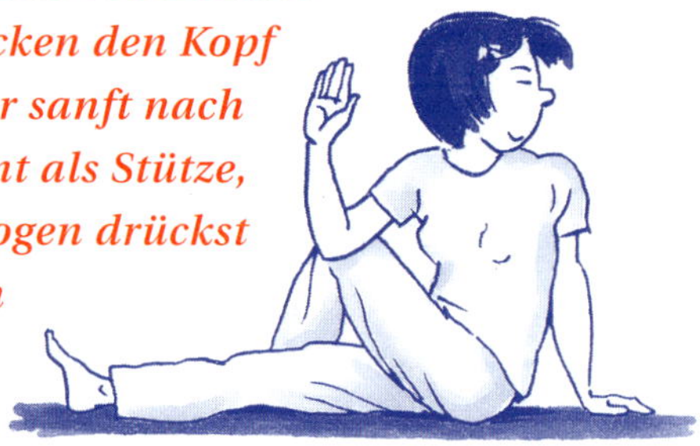

3. Die Kobra

Flach auf den Bauch legen, die Stirn berührt den Boden, die Hände liegen angewinkelt unter den Schultern. Als Erstes Kopf, dann Brustkorb und die Hände anheben, dabei einatmen. Die Position einige Sekunden halten, ausatmen und in die Ausgangslage zurückkehren.

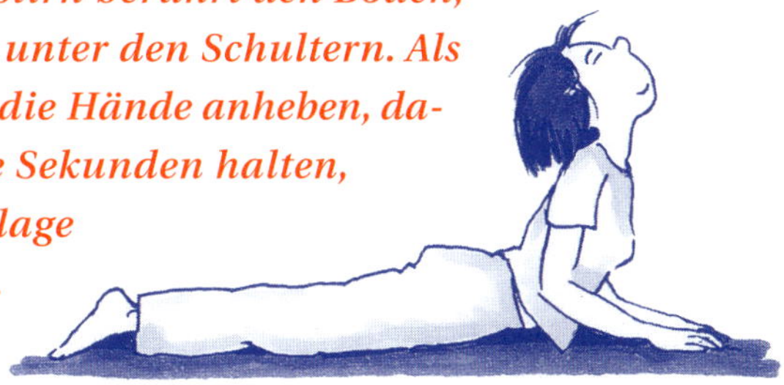

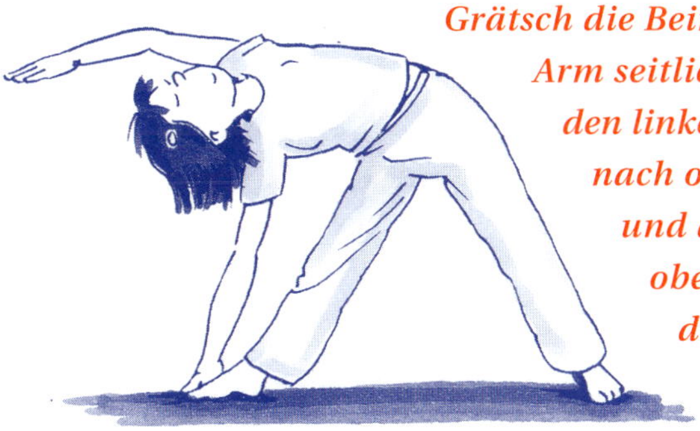

4. Das Dreieck

Grätsch die Beine und heb den rechten Arm seitlich bis auf Schulterhöhe, den linken streckst du senkrecht nach oben. Konzentriert ein- und ausatmen; schau nach oben zur Decke und beug dich dabei langsam nach rechts unten.

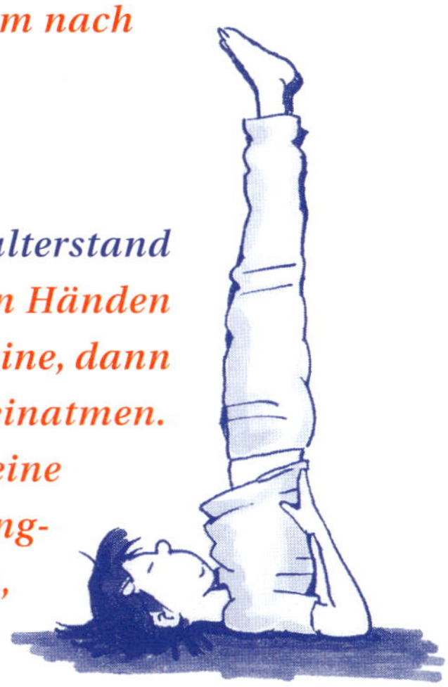

5. Der Schulterstand

Flach auf den Rücken legen, mit den Händen abdrücken und zuerst die gestreckten Beine, dann die Hüfte über den Kopf heben, dabei einatmen. Das Kinn auf die Brust drücken, die Beine senkrecht halten und dabei tief und langsam atmen. Langsam zurückführen, dabei Wirbel für Wirbel abrollen.

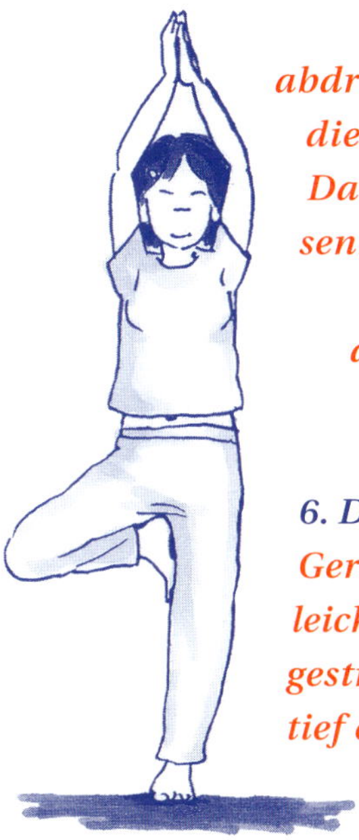

6. Der Baum

Gerade stehen, dabei ein Bein anwinkeln und leicht gegen den Oberschenkel pressen. Die Arme gestreckt über den Kopf heben und falten. Atme tief ein und aus.

Qi Gong

Qi Gong bedeutet „Dampf“ oder „Wolke“ und ist eine Entspannungsmethode, die der chinesischen Lehre entspringt. Durch Konzentration auf die „eigene Mitte“ soll die Lebenskraft ungehindert fließen, um so Körper, Seele und Geist in Balance zu bringen.

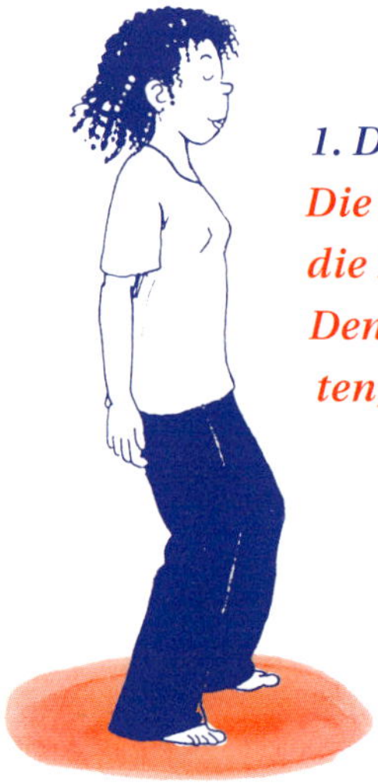

1. Die Grundhaltung

Die Füße stehen parallel, du stehst leicht gebeugt, die Knie befinden sich über den Fußspitzen. Den Po einziehen, den Rücken gerade halten, dabei die Schultern locker lassen.

2. Das Qi wecken

Einatmen und aus der Grundposition die Arme langsam und leicht aufsteigen lassen. Tief ausatmen, die Arme wieder zurückführen; achte darauf, dass die Fingerspitzen während der gesamten Übung nach oben zeigen.

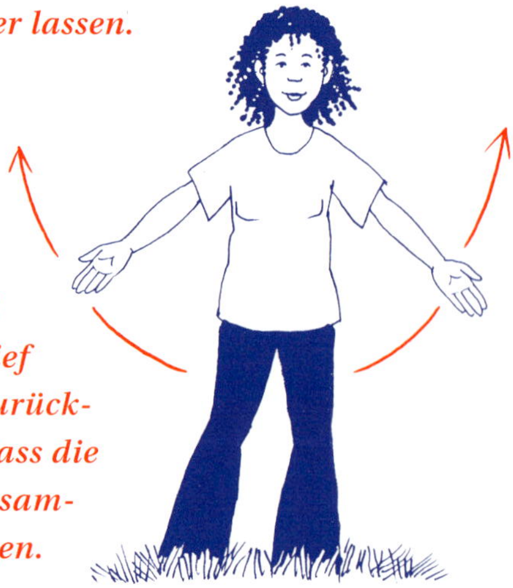

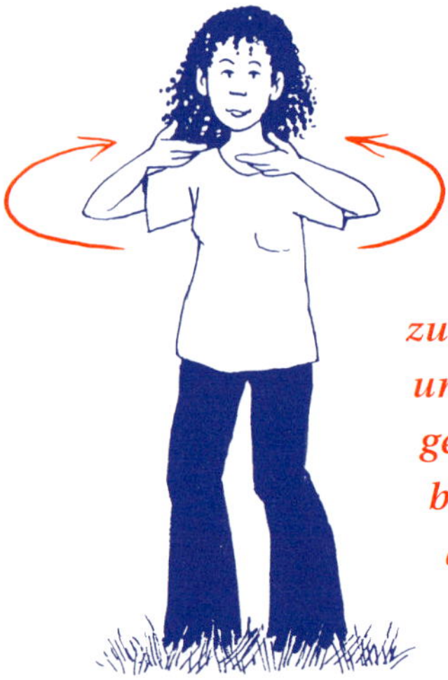

3. Den Mond halten

Die Arme sind gerundet, die Fingerspitzen zueinander gewandt – du hältst einen großen, unsichtbaren Ball, den Mond. Atmest du ein, gehen die Arme nach oben, beim Ausatmen bringst du sie wieder langsam nach unten bis auf Unterbauchhöhe.

4. Den Himmel heben

Die Arme seitlich heben, tief einatmen, die Hände hinter dem Nacken verschränken. Bewusst ausatmen und dabei die Arme mit gefalteten Händen kräftig, aber langsam nach oben drücken. Beim Einatmen die Hände öffnen, die Arme in sanft fließender Bewegung bis zur Waagrechten senken. Nun ausatmen, die Arme weiter nach unten bringen, vor dem Körper langsam vorbeiführen, bis die Handflächen nach oben gedreht sind. Die Arme senken, wieder in die Grundposition kommen. Wieder einatmen, erneut mit der Übung beginnen und die Hände wieder anheben.

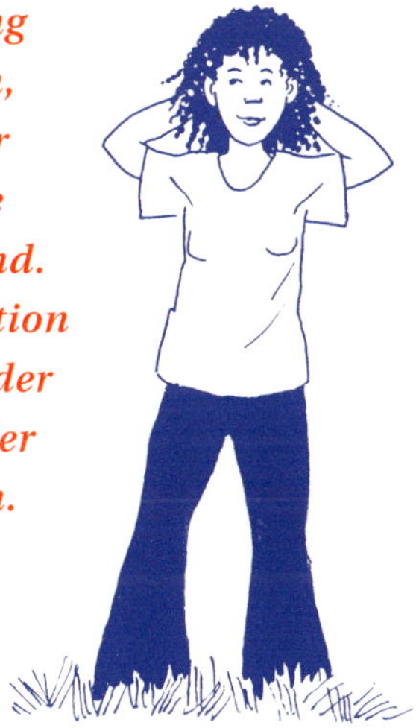

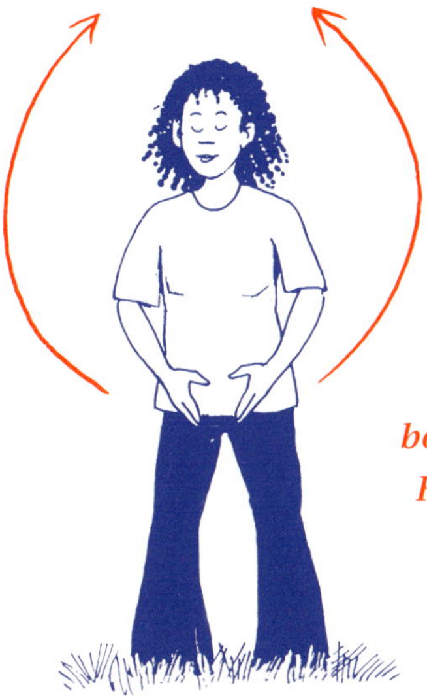

5. Energietore öffnen

Aus der Grundhaltung heraus die Arme mit den Handflächen leicht zueinander gewandt locker nach oben bringen. Kopf gerade halten, die Augen schließen. Die Konzentration von den Ellenbogen über die Schultern zur Hüfte über die Beine bis hin zu den Füßen wandern lassen und dabei tief ein- und ausatmen.

Test

Welcher Fitness-Typ bist du?

Kreuze deine jeweilige Antwort an.

1) Hier ist deine persönliche Meinung gefragt: Wozu ist Sport gut?

a) Ehrlich gesagt, keine Ahnung! Das habe ich mich auch schon oft gefragt.

b) Ich fühle mich danach einfach super! Sport ist mein „Gute-Laune-Bringer“.

c) Natürlich um sich mit anderen Sportlern zu messen und zu gewinnen.

2) Fernseh-Werbung: Du nutzt die Zeit und zappst durch die Programme. Wo stoppst du?

a) Ich bleibe bei der Werbung, da gibt es immer tolle Leckereien.

b) Ganz klar: Strand, Meer, Surfer und heiße Beach-Typen.

c) Wieso stoppen, im Sportkanal ist immer was los und super Action.

3) Du hast die Entscheidung: Die Bundesjugendspiele stehen an – welche Disziplin würdest du neu einführen?

a) Ich würde erst mal Weitsprung und Staffel und 800-Meter-Lauf abschaffen.

b) Funsportarten natürlich! Snowboarden, Kitesurfen, Breakdance ...

c) Ist ja sowieso alles zu lasch: Ich würde Downhill-Mountainbiken und 15-km-Dauerlauf einführen.

4) Urlaub – was würdest du am liebsten in dieser Zeit machen?

a) Mal so richtig ausschlafen, faul den Tag genießen, mit dem Boyfriend kuscheln.

b) Inlineskaten, Snowboarden – alles, was Spaß macht.

c) Ferien, Urlaub – darunter verstehe ich Trainingslager.

Auswertung:

Der Buchstabe, der am häufigsten gekennzeichnet ist, verrät dir deinen Fitness-Typ!

Typ a: das Lebe-Girl

Sport bedeutet für dich nicht alles. Du kannst auch anders glücklich sein. Deine Freunde treffen, bummeln und Schule beschäftigen dich voll.

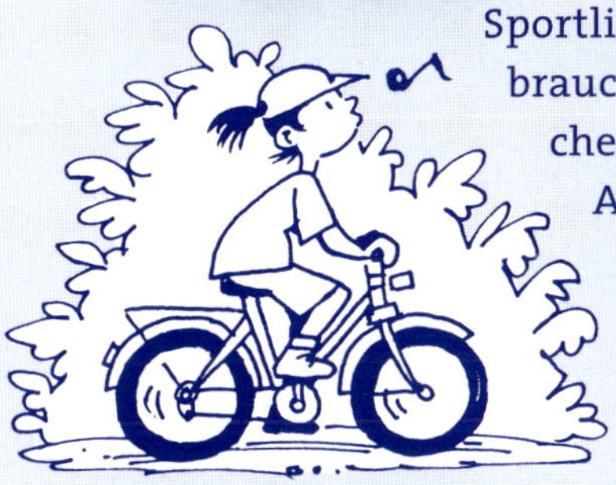

Sportliches Auspowern ist völlig falsch für dich. Du brauchst Bewegung, die dich auch mental bereichert. Ideal für dich: Jazz-Dance, Streethockey, Yoga, Aquafitness, Badminton und Rad fahren.

Tipp: Drück dich nicht vor jeder Anstrengung, denn aktive Menschen erleben mehr als bequeme Leute. Power dich zwischendurch immer mal wieder richtig aus!

Typ b: das Spaß-Girl

Bewegung ist für dich kein Stress, im Gegenteil, sie bringt dich in gute Stimmung und du tankst dabei Energie. Du liebst die Abwechslung und bist fit. Super sind für dich sportliche Aktivitäten in der Natur, die mit einem schönen Lebensgefühl verbunden sind: Skaten, Reiten, Snowboarden oder Surfen.

Tipp: Du suchst gern eine neue Herausforderung und wechselst dabei oft die Sportart. Versuch auch mal, an einer Sache dranzubleiben und Durchhaltevermögen aufzubauen.

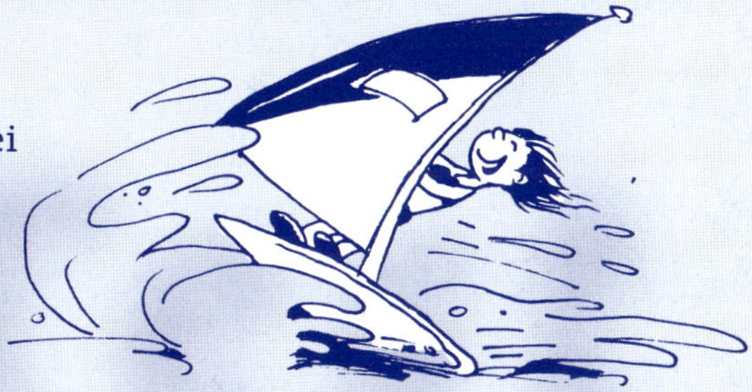

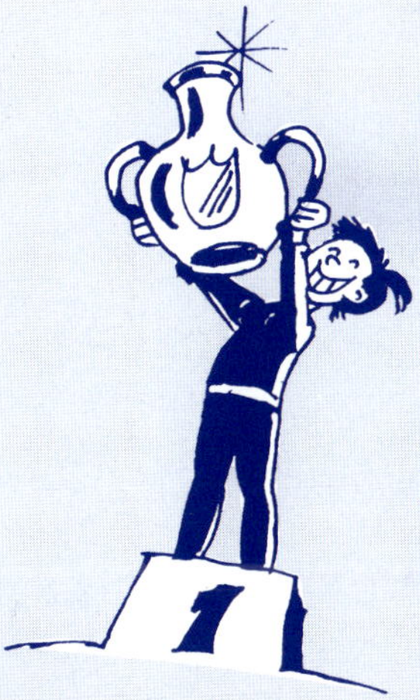

Typ c: das Olympia-Girl

Echter Ehrgeiz treibt dich immer wieder zu Höchstleistungen an, du strebst nach Pokalen und Siegen! Mach so weiter, wenn du Profisportler werden willst. Ansonsten versuch zwischendurch auch mal zu relaxen. Ein Saunabesuch oder einfach Abhängen mit Freunden würden dir gut tun.

Tipp: Du hast sehr viel Energie, aber leg immer mal wieder eine Nullrunde ein. Manchmal ist weniger einfach mehr!

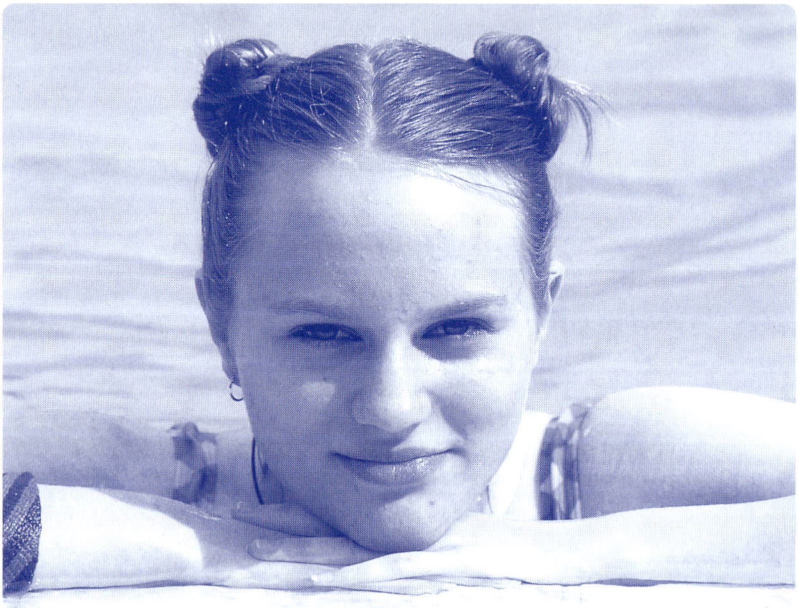

Aqua-Qi-Gong

Aqua-Qi-Gong ist keine Gymnastik im herkömmlichen Sinne, sondern kann viel mehr! Die sanften Bewegungen im Wasser lehnen sich an Qi-Gong an, das warme Wasser streichelt die Seele und schmeichelt dem Body. Wichtig ist es, vor den Übungen zur Ruhe zu kommen. Steig ein ins wohlige Nass, spür die Wärme des Wassers auf der Haut und mach ein paar Dehnübungen am Beckenrand. Anschließend drehst du langsam einige Schwimmrunden. Dann führst du die Übungen ruhig, aber mit viel Spannung in den Muskeln durch und legst zwischendurch immer wieder eine Pause ein – so geht der Stress baden!

➔ ***Tauch ein und tank auf ...***
Wasser ist das Wellness-Element Nummer eins! Denn im warmen Wasser entspannt man so tief und nachhaltig wie sonst nur im Tiefschlaf. Der Pulsschlag wird ruhig, der Atem tief, verspannte Muskeln lockern sich. Man fühlt sich wie neugeboren.

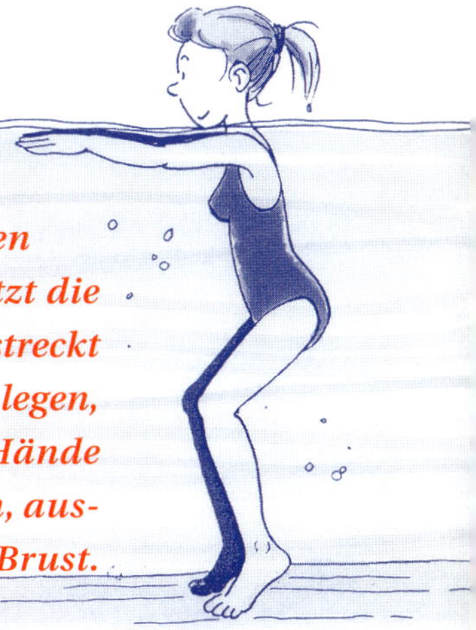

Sonnenanbeter

Mit weit gegrätschten Beinen hinstellen. Arme locker neben dem Körper hängen lassen. Arme seitlich auseinandernehmen, Handflächen nach oben drehen, sodass sie halb aus dem Wasser ragen. Jetzt die Arme heben, in weitem Bogen nach oben führen. Gestreckt über dem Kopf die Handinnenflächen aneinander legen, gleichzeitig tief einatmen und Fersen heben. Die Hände geschlossen vor die Brust senken, Fersen senken, ausatmen. Zehnmal wiederholen. Ideal für Arme und Brust.

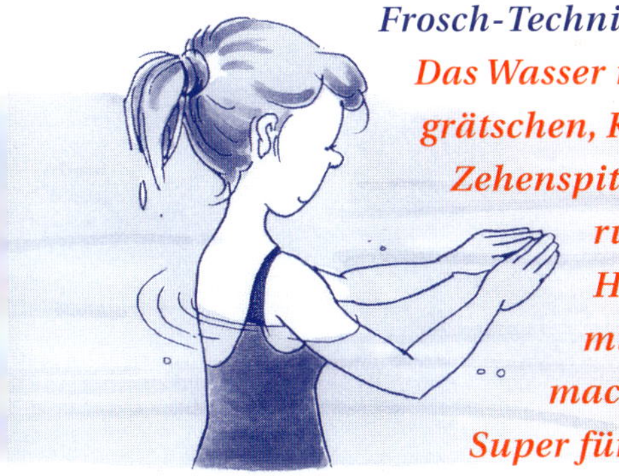

Frosch-Technik

Das Wasser reicht bis zur Brust, Beine leicht grätschen, Knie etwas beugen und auf die Zehenspitzen stellen. Das Körpergewicht ruht auf dem vorderen Fußbereich. Hände vor die Brust führen und mit den Armen Schwimmbewegungen machen. Eine Minute durchhalten. Super für Rücken, Oberkörper und Po.

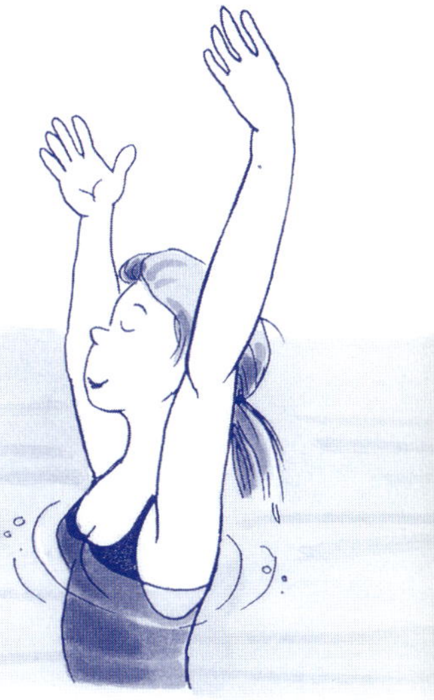

Flamingo-Tanz

Das Wasser reicht bis zur Brust. Weit gegrätscht hinstellen. Die Arme liegen angewinkelt auf der Wasseroberfläche, die Fingerspitzen berühren sich. Jetzt „malst“ du große Achter, ohne die Arme dabei aus dem Wasser zu heben. Wie ein Flamingo verlagerst du dabei abwechselnd das Gewicht vom rechten auf das linke Bein und vollziehst mit dem ganzen Körper die Armbewegungen nach. Erst im Schneckentempo, dann immer schneller ca. 25 Achter „malen“. Toll für Oberkörper und Arme.

Fit in drei Minuten …

Du hast einen Durchhänger, bist abgeschlafft und kannst dich nicht mehr konzentrieren? Raff dich auf – in drei Minuten bist du wieder fit! Mit den folgenden Übungen lockerst du Rücken, Nacken und Beine. Körperliche Spannungen werden in kurzer Zeit abgebaut.

Atme tief ein, beim Ausatmen lässt du alle negativen Gedanken und Anspannungen hinausströmen. Führe alle Übungen sanft fließend im Zeitlupentempo durch.

So geht's

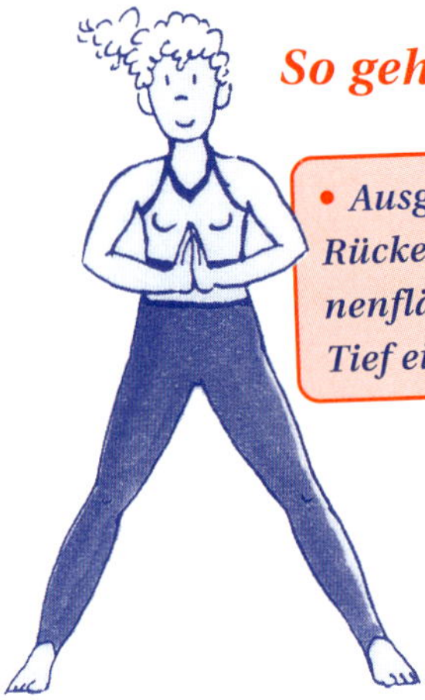

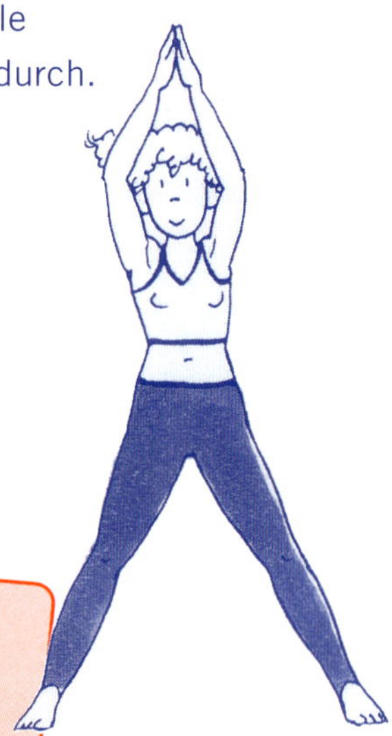

- *Ausgangsposition: Beine grätschen, Rücken gerade halten, die Handinnenflächen leicht aneinander pressen. Tief ein- und ausatmen.*
- *Die Arme nach oben führen, wieder kräftig einatmen. Den Körper strecken, als ob du über dich hinauswachsen möchtest.*
- *Die rechte Seite dehnen, indem du den rechten Arm über den Kopf nach links führst. Dabei konzentriert in die Dehnung ausatmen. Einatmen und die Hände wieder gestreckt über dem Kopf zusammenführen.*
- *Nun die linke Seite dehnen. Ausatmen und den linken Arm über den Kopf zur rechten Seite bringen.*

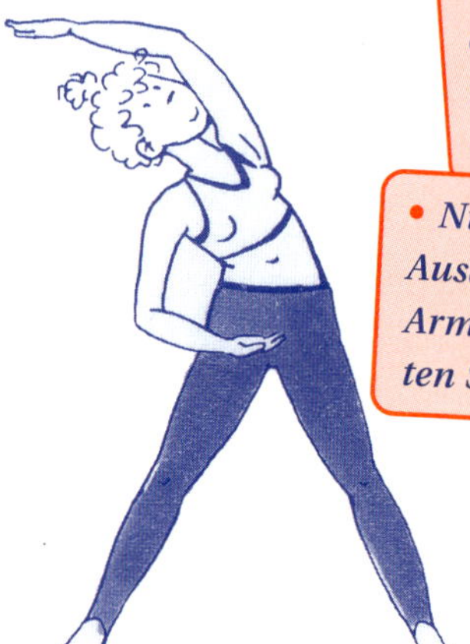

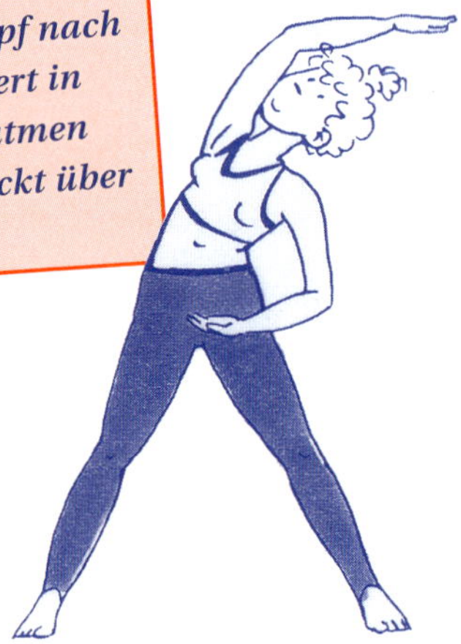

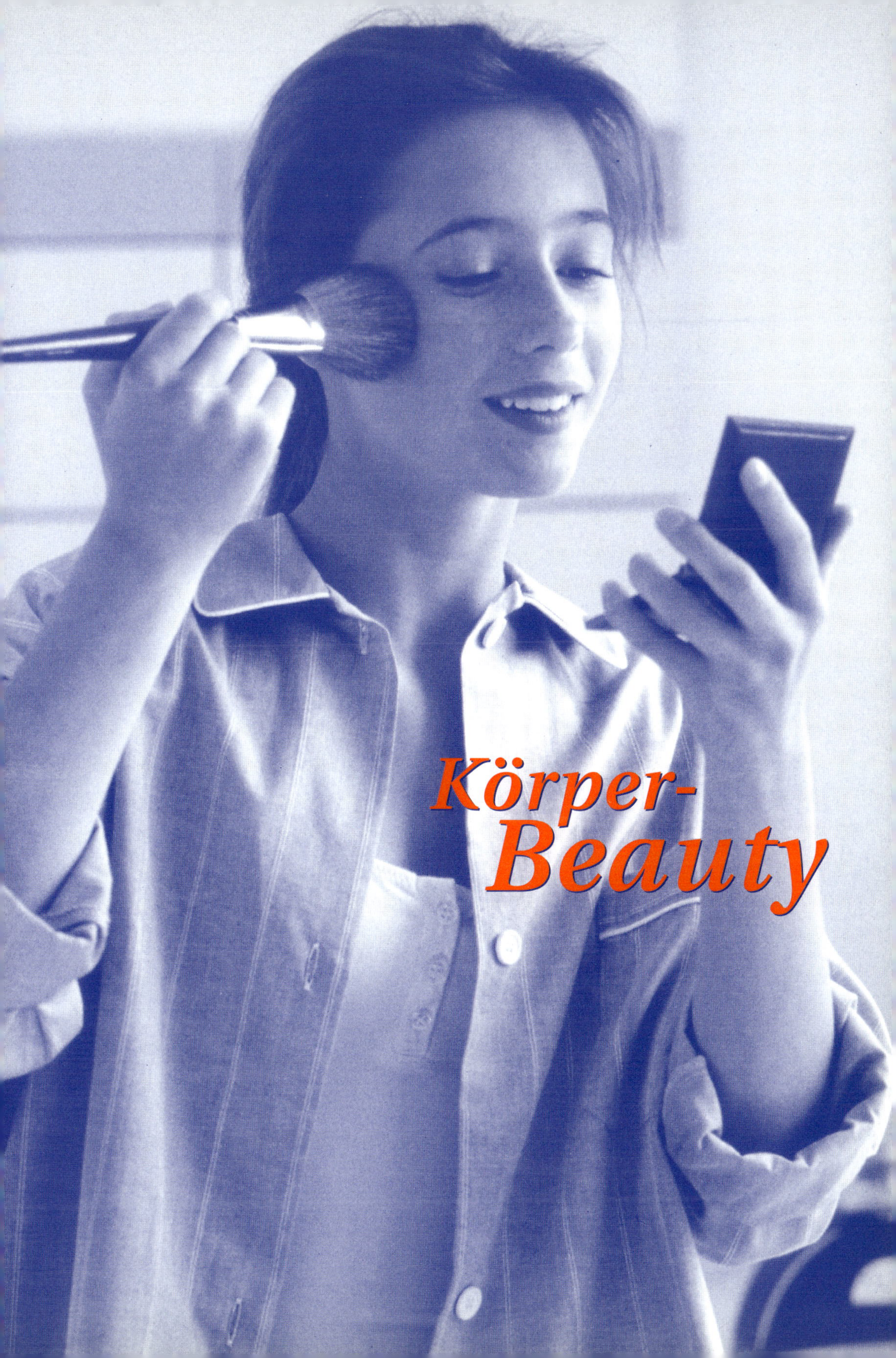

Körper-Beauty

Hektik und Stress bestimmen oft unseren Alltag. Wir selber bleiben dabei nicht selten auf der Strecke. Augenringe, ein müdes Aussehen, fehlende Spannkraft zeugen davon. Auch Nervosität, Angstzustände oder Schlaflosigkeit sind ernste Alarmzeichen des Körpers. Höchste Zeit, auf ihn zu hören! Schenk dir Muße für dich und deine Bedürfnisse. Unsere Beauty-Tipps für Body & Soul sollen dir die Entspannung geben, die du brauchst – und die Schönheit kommt dann ganz von selbst …

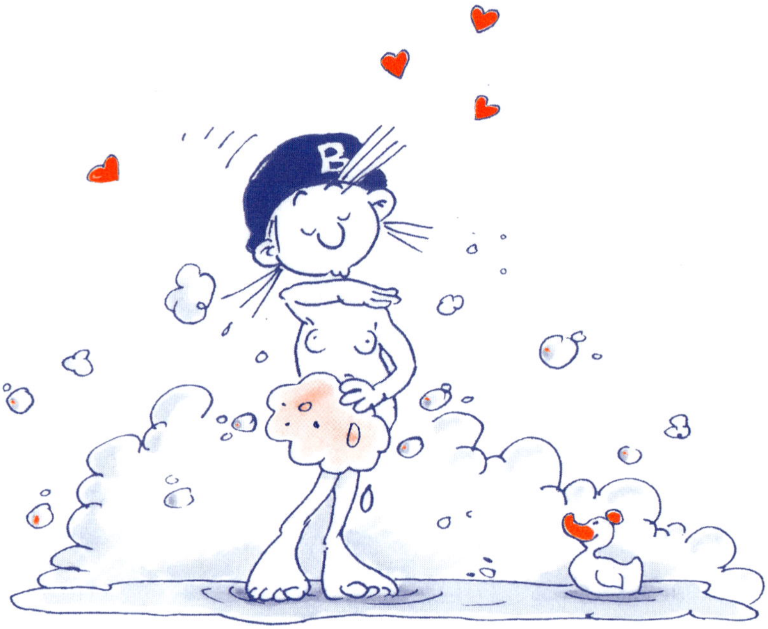

Dein Wohlfühlprogramm

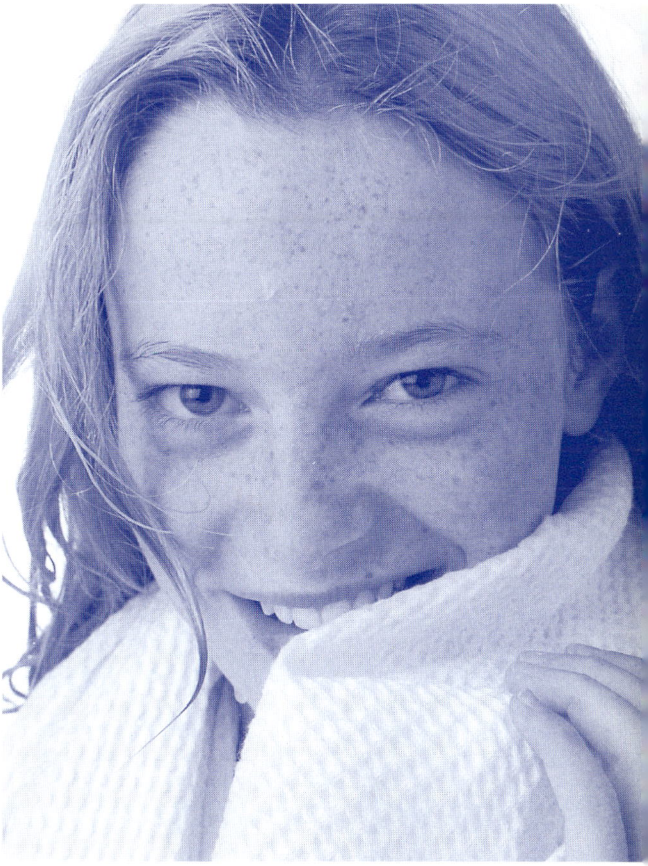

Nicht Schminke und Styling machen deine Schönheit aus, sondern deine innere Harmonie. Alles, was deiner Seele gut tut, macht dich auch schön. Die Basis jeder Schönheitspflege ist Entspannung. Mach aus der Körperpflege ein Verwöhnprogramm, das dich so richtig relaxen lässt. Nimm dir an stressgeplagten Tagen bewusst eine Auszeit und schenk Körper und Seele Streicheleinheiten. Das kann ein duftendes Bad sein, eine stimulierende Massage oder ein Extra aus der Astro-Pflege – ganz nach Lust und Laune. Und etwas besonders Gutes tust du dir, wenn du regelmäßig einen Pflegetag einlegst.

Beauty für die Seele

Trübe Stimmung oder ständig müde? Nimm es als intelligentes Signal deines Körpers. Ab jetzt ist es höchste Eisenbahn für ein Wohlfühlprogramm! Gewöhn dich an Rituale, die dir gut tun, dann kommst du am ehesten aus dem Tief. Denk dran: Wie du dich fühlst, das strahlst du auch aus.

➔ ***Wer ständig mit Tempo 200 durchs Leben rast, wird irgendwann eine Notbremsung erleben. Was immer du tust – abschalten ist wichtig. Mach die Tür zu und lass die Welt draußen.***

Erfrischend und entspannend: Baden & Co.

Nach einem Stress-Tag gibt's nichts Schöneres als ein heißes Bad – rein in die Wanne, abtauchen und sich wohl fühlen.

Das Badewasser, versetzt mit ätherischen Ölen oder ein paar Tropfen deines Lieblingsduftes, verzaubert dein Badezimmer in deine ganz persönliche „Wellness-Oase".

Düfte

in ätherischen Ölen oder Aromabädern verändern die Stimmung und nehmen Einfluss auf das innere Gleichgewicht: Orange beruhigt, Mandarine löst Anspannungen, Rosmarin regt die Durchblutung an, Minze und Bergamotte beleben, Eukalyptus reinigt.

Du duschst lieber?

Auch kein Problem: Es gibt jede Menge toller Duschgels. Morgendliche Muntermacher sind Duschgels mit Orange, Zitrone oder grüner Minze. Relaxend nach einem stressigen Tag wirkt eine Melissenöl-Dusche. Ein Creme-Duschöl verwöhnt sehr trockene Haut.

Das Bade-ABC

- *Ölbäder aus der Flasche oder als Badeperlen sind optimal bei extrem trockener Haut.*
- *Cremebäder sind tolle Feuchtigkeitsspender.*
- *Die Badewasser-Temperatur sollte zwischen 36 und 38 Grad liegen. Alles was wärmer ist, macht müde, laugt die Haut aus, schwächt Herz und Kreislauf.*
- *Nach spätestens 20 Minuten raus aus der Wanne, eincremen und ruhen.*
- *Schaumbäder verleihen einen Hauch von Luxus, sind aber für trockene Haut weniger geeignet. Besser: schäumende Badeöle, die auch noch gut duften.*

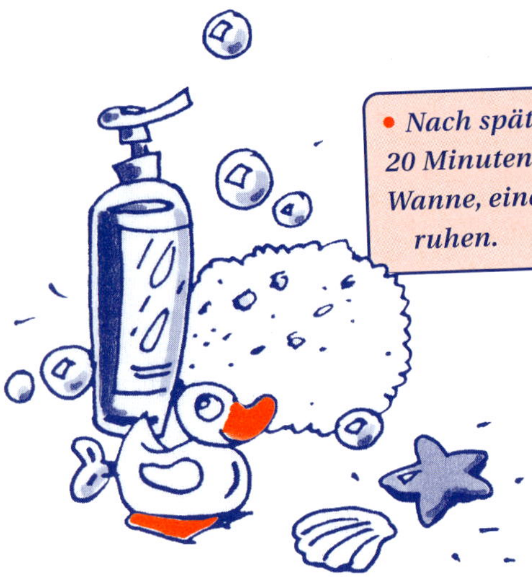

Selbst gemacht

Hautschmeichler:
Honig-Milch-Bad
1 Tasse Honig in warmem Wasser auflösen, 1 Liter Milch dazugießen.

Entspanner:
30 g Melissenöl, doppelte Menge reines Pflanzenöl oder Babyöl, 1 EL Emulgator in einer Flasche mischen. Für ein Vollbad reicht ein Schuss dieser Mischung.

Duftbegleiter:
1 TL deines Lieblingsparfüms, 90 g reines Pflanzenöl oder Babyöl, 1 EL Emulgator (in der Apotheke erhältlich) mischen. Von dieser Mixtur gibst du 1 EL ins Badewasser.

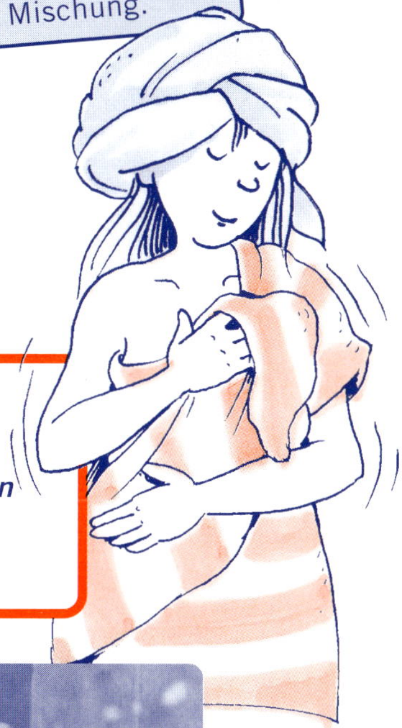

➔ Massieren und Rubbeln
Jedes Rubbeln mit dem Handtuch wirkt wie ein sanftes Körperpeeling: Die Hornschüppchen lösen sich, die Haut wirkt schön glatt. Stärker frottiert, wird eine Massage daraus.

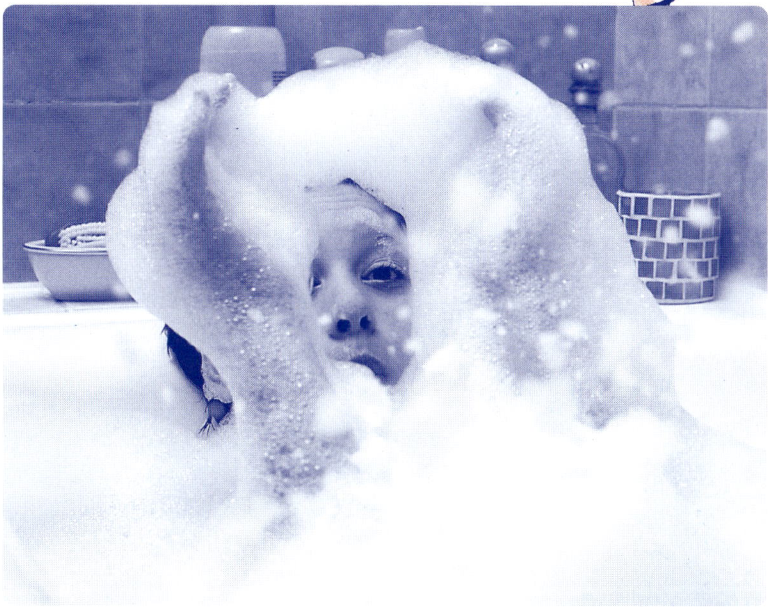

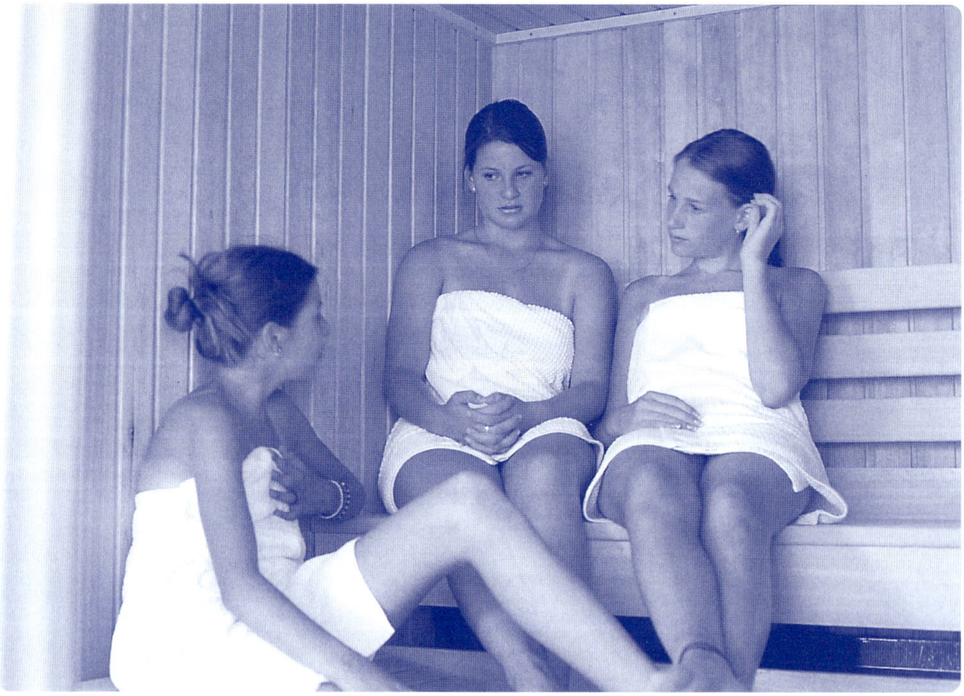

Schwitz dich schön: Sauna und Dampfbad

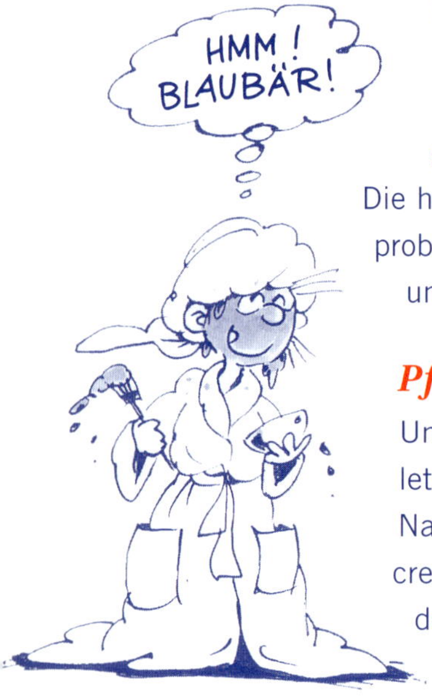

Sauna und Dampfbad sind ideale Entspannungshilfen. Das heiße Vergnügen ist der reinste Stresskiller, die Abwehrkräfte werden aktiviert, die Haut wird porentief gereinigt, verkrampfte Muskeln lassen wieder locker. Die heiße Luft wirkt wie ein „Weichzeichner" auf die Alltagsprobleme und schöne Gedanken haben auf einmal Platz und Raum, sich zu entfalten.

Pflege-Highlights

Unter Dampf wirken Cremes & Co. intensiver. Leg beim letzten Schwitzgang Haarpackungen und Masken auf. Nach der Sauna versorgst du die Haut mit Feuchtigkeitscremes. Mit einer entsprechenden Lotion oder beruhigenden Ölen (Avocado-, Kamille- oder Wildrosenöl) bleibt die Sauna-Frische lang erhalten.

Sauna-Regeln

- Nachmittags oder am frühen Abend reagiert das Nervensystem am besten auf Temperaturreize.
- Regelmäßig einmal die Woche „dampfen".
- Nie hungrig oder mit vollem Magen saunen. Magen und Kreislauf könnten das sonst übel nehmen.
- Mehrere Gänge durchführen, aber jedes Mal nur acht bis zehn Minuten in der Sauna aufhalten.
- Nach jedem Durchgang kalt abduschen; das strafft die Haut und stärkt das Immunsystem.
- Die Ruhephase zwischen den Schwitzbädern ist ein absolutes Muss!
- Nach dem letzten Gang mindestens eine halbe Stunde relaxen.
- Während der Saunazeit nichts trinken. Danach aber mindestens einen Liter Flüssigkeit zu sich nehmen.
- Wenn du dich komisch fühlst, sofort an die frische Luft gehen.

Die sanfte Alternative

Sanfter geht das Schwitzen in der Dampf-Sauna ab. Die Temperaturen liegen dabei zwischen 40 und 55 Grad und die Luftfeuchtigkeit bei bis zu 95 Prozent. Das nennt sich dann griechisch, türkisch, russisch oder irisch baden. Dampfbäder mit ätherischen Ölen sind außerdem ideal für die Atemwege.

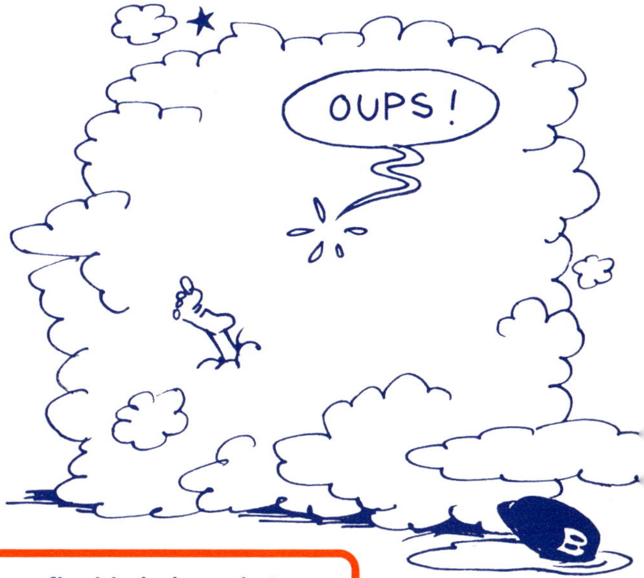

→ ***Verboten sind Sauna und Dampfbad bei einer akuten Erkältung oder einer Entzündung innerer Organe und bei Couperose!***

Test

Wie sensibel ist deine Haut?

Spannt deine Haut häufig und ist sie sehr trocken? Weißt du nicht, wie du sie pflegen sollst? Dann mach den Test.

1) Wie reagiert deine Haut auf alkoholhaltiges Gesichtswasser?

a) Null Reaktion, alles bleibt normal. (0)
b) Es brennt und fühlt sich an wie lauter kleine Nadelstiche. (10)
c) Die Haut prickelt und kitzelt ein wenig. (5)

2) Welche Farbe hat dein Teint?

a) Frisch und leicht gebräunt. (0)
b) Leicht fleckig. (10)
c) Ziemlich blass. (5)

3) Wie reagiert deine Haut nach einem Peeling?

a) Sie fühlt sich frisch an. (0)
b) Sie spannt total. (10)
c) Sie wirkt etwas trocken. (5)

4) In der Sonne ...

a) ... verbrennt deine Haut wahnsinnig schnell. (10)
b) ... bekommst du süße Sommersprossen. (5)
c) ... wirst du knackig braun – ohne Sonnenbrand. (0)

5) Wie viel Creme verwendest du nach der Gesichtsreinigung?

a) Die übliche Menge wie bei Tagespflege, Nachtpflege usw. (5)
b) Es ist gar keine Creme notwendig. (0)
c) Sehr viel, da die Haut sonst unangenehm spannt. (10)

6) Was passiert, wenn du eine stark deckende Make-up-Grundierung benutzt?

a) Die Haut spannt und schuppt. (10)
b) Der Teint wirkt ebenmäßig und frisch. (0)
c) Das Make-up bröselt an einigen Stellen leicht ab. (5)

7) Juckt deine Haut manchmal?

a) Ja, wenn Wolle direkt auf die Haut kommt. (5)
b) Ja, nach einem Schaumbad juckt häufig der ganze Körper. (10)
c) Nein. (0)

8) Welchen Spruch bekommst du häufig zu hören?

a) Du hast wunderschöne, strahlende Augen. (0)
b) Deine Lachfältchen sind süß. (5)
c) Lieber Augenringe als gar kein Schmuck! Hast du letzte Nacht durchgemacht? (10)

9) Was passiert, wenn du dich morgens eincremst?

a) Die Haut fühlt sich sehr schnell wieder trocken an. (10)
b) Nachcremen ist spätestens mittags angesagt. (5)
c) Die Haut bleibt den ganzen Tag geschmeidig. (0)

10) Deos, Parfüms und Seifen ...

a) ... trocknen deine Haut aus und reizen total. (10)
b) ... bewirken manchmal ein leichtes Spannen oder Jucken. (5)
c) ... tun deiner Haut gut und verursachen keine Reaktion. (0)

Auflösung:

Zähl die Punkte zusammen und sieh nach, was deine Antworten über die Empfindlichkeit deiner Haut verraten!

0–30 Punkte:

Super! Deine Haut ist wirklich robust und macht dir wenig Sorgen. Mit ganz normalen Pflegeprodukten kommst du bestens klar.

35–65 Punkte:

Benutz weiter die gewohnten Pflegeprodukte und beobachte deine Haut. Wenn häufiges Jucken, Brennen oder Spannen auftreten, solltest du auf eine spezielle Hautpflege für sensible Haut umsteigen.

70–100 Punkte:

Deine Haut ist sehr empfindlich – darum sieh in unseren Pflege-Tipps nach, womit du dir und deiner Haut so richtig gut tun kannst.

Hautpflege

Eine schöne Haut steht bei deiner Beauty-Pflege ganz oben an. Entspannung, frische Luft, Ausgeglichenheit sind die Voraussetzungen für einen strahlenden Teint. Und eine auf den Hauttyp abgestimmte Pflege gibt das perfekte Finish.

Trockene Haut

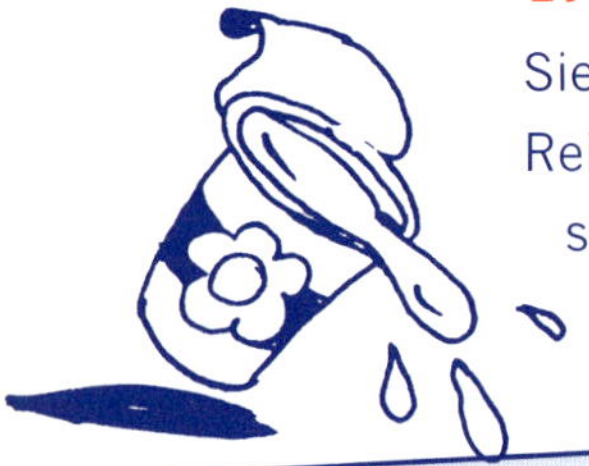

Sie braucht viel Fett und Feuchtigkeit. Abends nimmst du zum Reinigen am besten eine Waschcreme oder einen Reinigungsschaum speziell für trockene Haut. Gesichtswasser sollte keinen Alkohol enthalten, da er die Haut austrocknet. Frühmorgens reinigst du dein Gesicht mit lauwarmem Wasser. Tagsüber ist eine Feuchtigkeitscreme zu empfehlen und abends, bevor du schlafen gehst, eine feuchtigkeitshaltige Nachtcreme.

Aus der Naturkosmetik
Schonende Reiniger und tolle Feuchtigkeitsspender sind süße Sahne oder Buttermilch. Frischer Karottensaft als Gesichtswasser verwendet, verleiht einen weichen und frischen Teint.

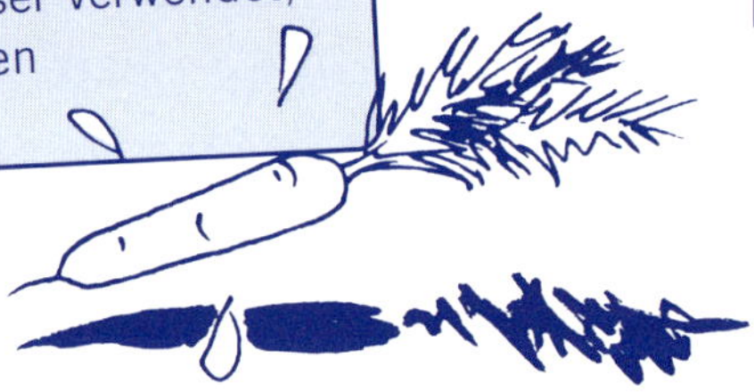

→ Sensible Haut kann schnell aus dem Gleichgewicht geraten. Auf Kosmetika, Wettereinflüsse (Hitze, Kälte, Wind) oder bestimmte Lebensmittel reagiert sie sofort. Abends solltest du dein Gesicht am besten mit milder Waschcreme oder Lotion reinigen. Gesichtswasser sollte mild und auf jeden Fall alkoholfrei sein. Eine tiefenreinigende Maske ist besser als ein Peeling. Bei Tages- und Nachtpflege heißt es ausprobieren. Wenn du verträgliche Produkte gefunden hast, bleib am besten dabei. Häufiges Wechseln mag dein Hauttyp gar nicht! Auch hier gilt: spezielle Produkte für die empfindliche, sensible Haut verwenden.

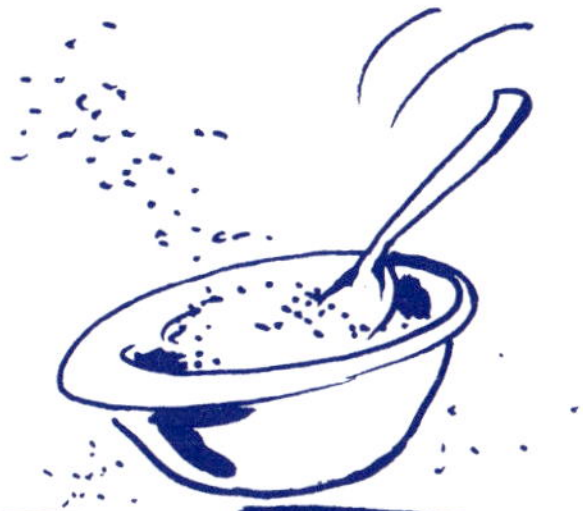

Fettige Haut

Wichtig ist die gründliche Reinigung morgens und abends, um der Haut das überschüssige Fett zu nehmen. Super zur Reinigung sind z. B. Waschgels mit leicht entfettender Wirkung, die aber gleichzeitig Feuchtigkeit spendende Stoffe enthalten. Ein alkoholhaltiges Gesichtswasser entfernt letzte Schmutzreste und hat eine antibakterielle Wirkung. Ein-mal wöchentlich solltest du ein sanftes Peeling machen. Fettige Haut braucht viel Feuchtigkeit. Eine Lotion oder ein fettfreies Gel sind ideal. Dasselbe gilt für die Nachtpflege. Es gibt spezielle Masken, Gels oder Cremes für diesen Hauttyp.

Porentief gereinigt
Drei Esslöffel Heilerde mit etwas abgekühltem Kamillentee verrühren, als Maske auftragen. Während des Antrocknens hinlegen. Nach zehn bis 15 Minuten die Maske mit einem Schwamm aufweichen, mit klarem Wasser abspülen.

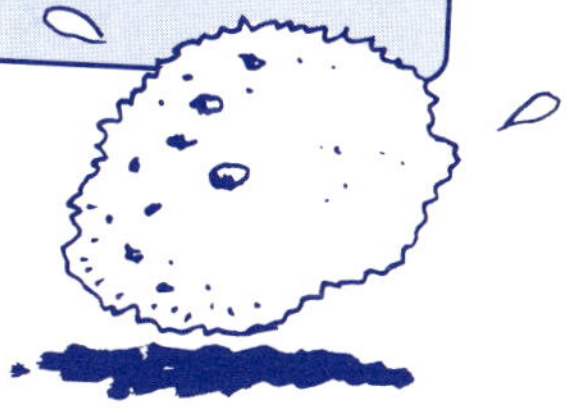

Mischhaut

Sie ist an den Wangenpartien häufig trocken und neigt in der T-Zone (Stirn, Nase, Kinn) zu Unreinheiten und fettigen Stellen. Daher wird sie mit verschiedenen Produkten behandelt. Abends benutzt du eine milde, leicht rückfettende Waschsubstanz zum Reinigen und spülst mit lauwarmem Wasser gründlich nach. Die T-Zone behandelst du mit Gesichtswasser für Mischhaut. Hier kannst du alle zwei Wochen eine Reinigungsmaske auftragen. Tagsüber verwendest du eine Lotion oder Creme für Mischhaut. Wenn die Wangenhaut spannt, braucht sie (und nur sie!) eine fetthaltigere Creme. Nachts benötigt die T-Zone eine leichte Creme, welche die Talgproduktion reguliert. Die Wangen können eine fetthaltigere Creme vertragen.

Sanft und entzündungshemmend
Frisch gebrühter, abgekühlter Kamillentee ist ideal für die Reinigung der Mischhaut. Er behandelt die trockenen Hautstellen schonend, wirkt aber gleichzeitig entzündungshemmend auf Unreinheiten.

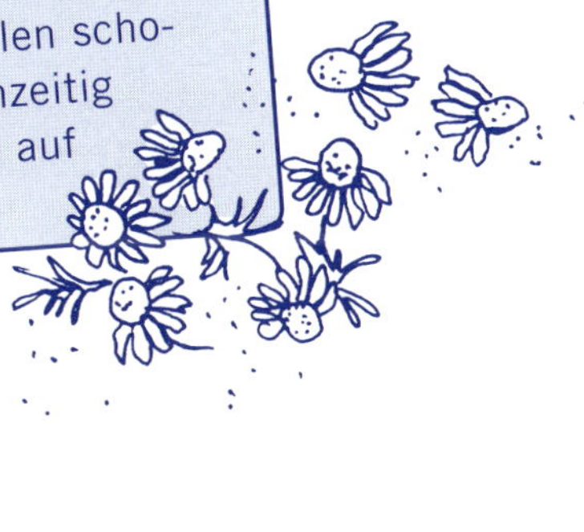

Haut-Pflege-Hits

Motto: Auszeit! Die Türe schließen – Sorgen und Probleme draußen lassen! Schön entspannen und sich pflegen. Mit unseren Allroundern erleben Haut & Haare pures Wellness-Feeling …

Honig-Mandel-Maske für trockene Haut

1 TL Allzweckcreme, 1 TL Mandelöl, 1 TL Honig, 1 Ei

Das Ei trennen. Mandelöl tröpfchenweise ins Eigelb rühren, Honig und Creme zufügen und das locker geschlagene Eiweiß unterheben. Auf Gesicht und Hals auftragen. Nach 30 Minuten mit warmem Wasser abwaschen.

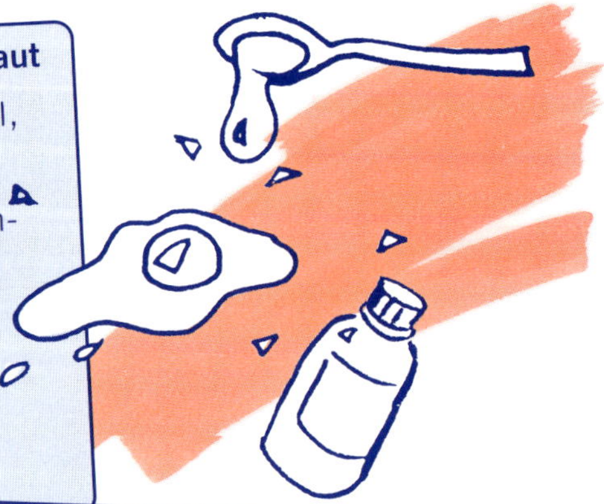

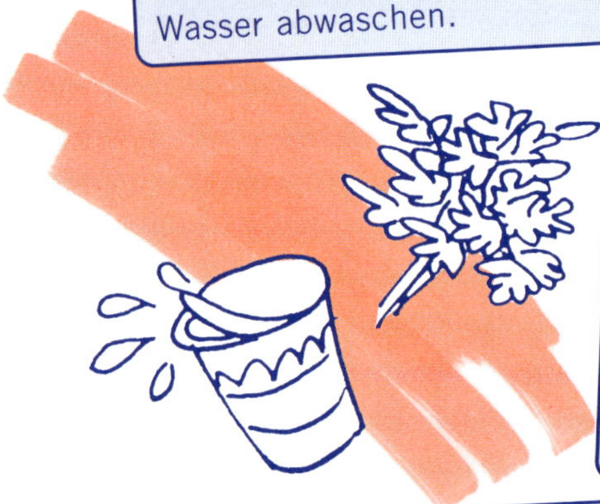

Jogurtmaske für fettige Haut

1 TL frisch gehackte Petersilie, 1 TL fettarmer Jogurt, 1–2 TL Avocadoöl, $^{1}/_{2}$ Eiweiß

Jogurt mit dem Eiweiß mischen. Petersilie und Avocadoöl dazugeben, untermengen und die Masse aufs Gesicht auftragen. Nach 20 Minuten mit warmem Wasser abwaschen.

Avocadomaske für trockene, strapazierte Haut

1 EL Kürbiskernöl, 2 EL Avocadofruchtfleisch, 1 Eigelb, 2 EL Apfelessig

Zutaten im Mixer pürieren und die Mixtur auf Gesicht, Hals und Dekolletee auftragen. Den Brei nach ca. 30 Minuten mit Papiertüchern abnehmen, die Haut anschließend nicht waschen.

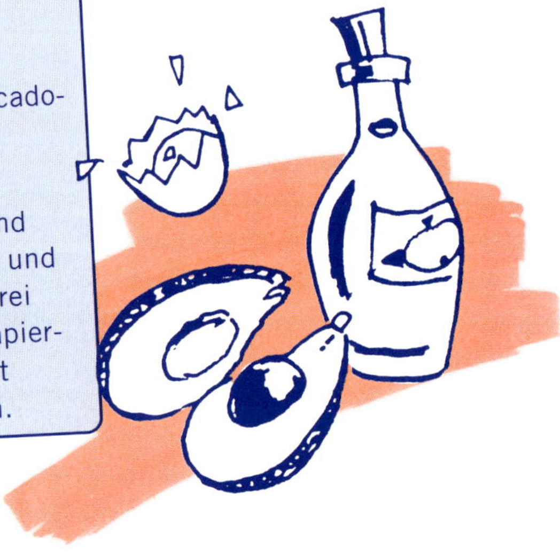

Astro-Pflege

Sternstunden für deine Schönheit! Das Beauty-Programm nach den Astro-Elementen hilft dir, deinen eigenen Typ zu entdecken und deine individuelle Schönheitspflege zu finden.

Sternzeichen und Elemente

Zum Element Feuer gehören die Sternzeichen Widder, Löwe, Schütze. Zum Element Wasser gehören die Sternzeichen Krebs, Skorpion, Fische. Zum Element Erde gehören die Sternzeichen Stier, Jungfrau, Steinbock. Zum Element Luft gehören die Sternzeichen Zwilling, Waage, Wassermann.

Feuer

... steht für Glanz und Glamour, Sturm und Drang. Es ist heiß, sinnlich, leidenschaftlich. Girls, die diesem Element angehören, lieben das Leben, stecken voller Energie, sprühen vor Temperament und Power.

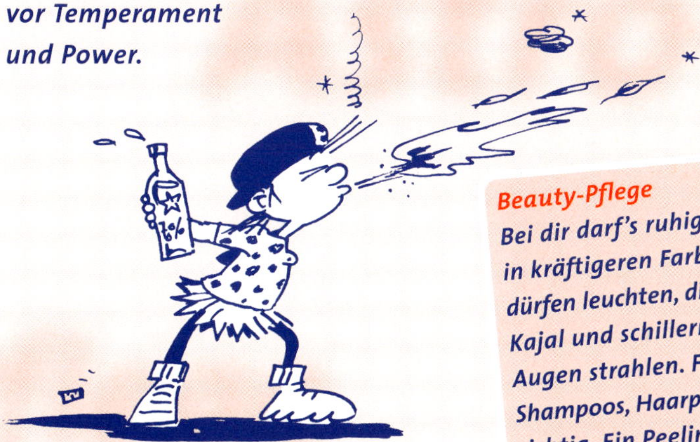

Beauty-Pflege

Bei dir darf's ruhig etwas mehr sein und das in kräftigeren Farbmischungen. Die Lippen dürfen leuchten, die Nägel glänzen. Schwarzer Kajal und schillernder Eye-Shadow lassen Augen strahlen. Fürs Haar sind duftende Shampoos, Haarpackungen und -kuren genau richtig. Ein Peeling für Gesicht, Hals und Dekolletee schenkt Frische und rosigen Teint.

Entspannung

Ausreichend Schlaf, Yoga, Atemübungen oder autogenes Training sind empfehlenswert. Das stärkt die innere wie die äußere Schönheit. Sportarten wie Tennis, Squash, Laufen, Surfen sind ein guter Ausgleich für Stress und bauen überschüssige Energien ab.

Balsam für die Psyche

Bist du mal schwermütig, gönn dir ein Bad und ein Luxuswässerchen mit beruhigender Orangenblüte, entspannendem Lavendel oder duftendem Rosenöl.

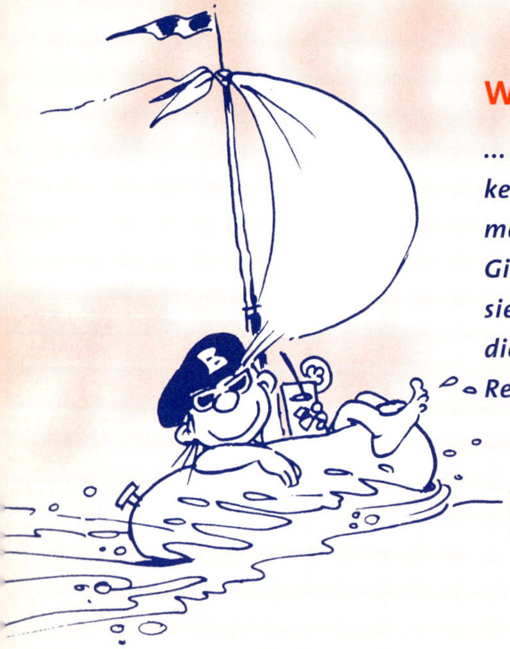

Wasser

... bezeichnet Gefühlstiefe und Empfindsamkeit. Deine Persönlichkeit gleicht dem Meer – mal ruhig, dann wieder aufbrausend. Wasser-Girls haben großes Einfühlungsvermögen, was sie zu verständnisvollen Freundinnen macht, die gut zuhören können. Sie sind romantische Realisten.

Beauty-Pflege
Matte Pudertöne und Pastellfarben gehören zu diesem Element. Die Farben des Meeres sind die deinen: himmelblaue, türkise und meergrüne Kajals oder Lidschatten. Die Haut ist meist samtweich, aber ziemlich empfindlich. Wichtig: sanfte Pflegeprodukte! Einmal im Monat ein Duschpeeling beseitigt die Neigung zu Hornschüppchen an Armen und Beinen.

Power – in Maßen
Brustschwimmen ist toll für den Busen, für Kreislauf, Gelenke und Muskeln. Yoga oder Tai Chi sorgen für innere Kraft und Stärke.

Balsam für die Psyche
Ein Bad mit Meersalz- oder Milchzusätzen und danach eine Pflege mit duftenden Cremes oder Körperölen.

Erde

... charakterisiert Ausdauer und Disziplin. Erde-Mädchen sind ehrlich und natürlich. Du stehst mit beiden Beinen im Leben und handelst vernünftig. Du ziehst keine Show ab, sondern bist du selbst: zuverlässig, großzügig, herzlich und gründlich. Alles muss stimmen – auch beim Make-up.

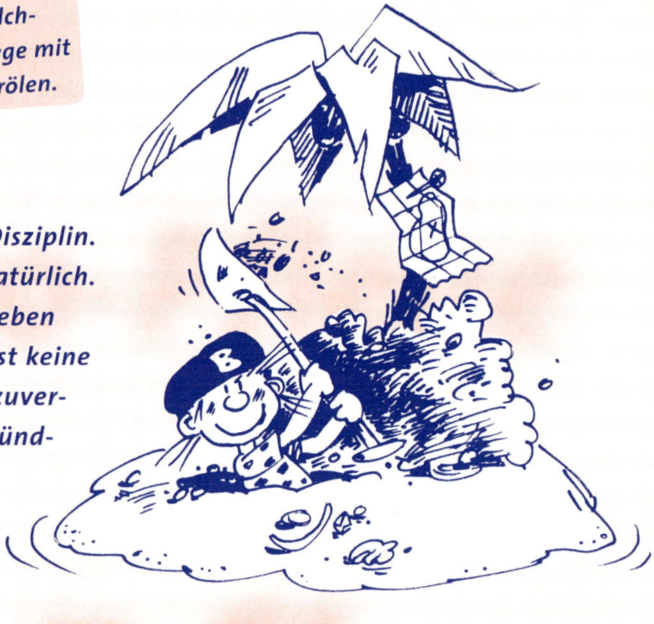

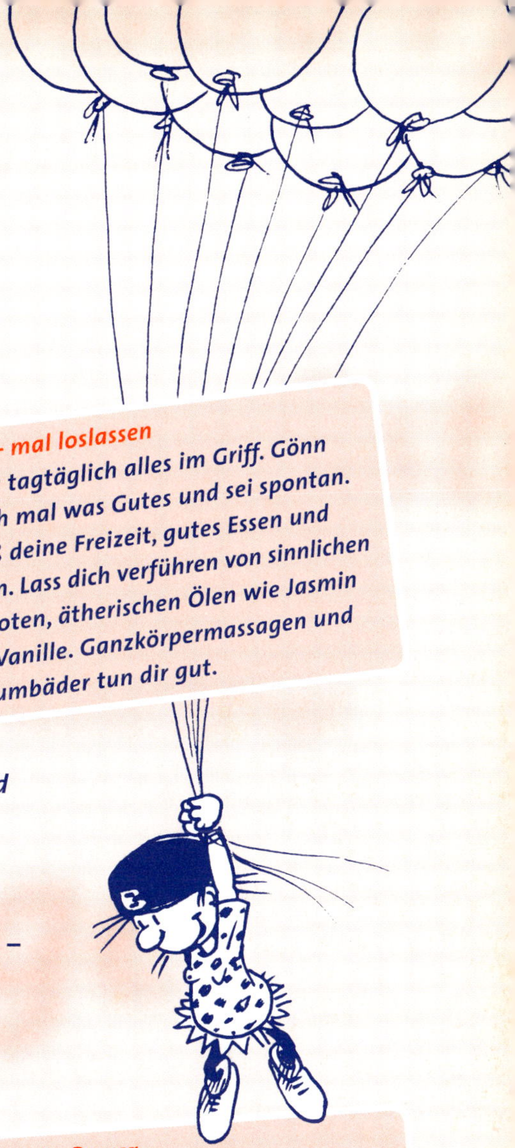

Beauty-Pflege

Der Erd-Typ hat eine schöne, glatte Haut, die sanft gepflegt werden will. In Sachen Schminke wird Natürlichkeit groß geschrieben. Grelle Töne und Knall-Farben sind dir eher ein Gräuel. Angesagt: warme Farben wie Terrakotta, Weiß, Kupfer, Gold.

Power – so là là

Volle Action ist weniger dein Ding. Aber in Punkto Ausdauer bist du unschlagbar. Fahrradfahren oder tanzen – da bist du dabei.

Psyche – mal loslassen

Du hast tagtäglich alles im Griff. Gönn dir doch mal was Gutes und sei spontan. Genieß deine Freizeit, gutes Essen und Trinken. Lass dich verführen von sinnlichen Duftnoten, ätherischen Ölen wie Jasmin oder Vanille. Ganzkörpermassagen und Schaumbäder tun dir gut.

Luft

... bedeutet Freiheit und Gleichheit. Niemand ist experimentierfreudiger und aufgeschlossener. Du hast viel Witz und Fantasie und Mut zum Außergewöhnlichen. Luft-Girls haben einen untrüglichen Instinkt für Neues – sie sind die Trendsetter.

Beauty-Pflege

Du experimentierst gern mit schrillen, schimmernden Kosmetik-News. Deine Farben sind Türkis, Violett, Pink, Perlmutt-Gloss. Vorsicht vor zu viel Extravaganz.

Höchste Power

Du brauchst Freiraum. Kein Wunder, dass viele Girls mit Luft-Zeichen unter Bungeespringern zu finden sind. Weniger „Abgehobene“ sind mit Tanzen oder Bogenschießen zufrieden.

Ausgleich für die Psyche

Bei all der Action brauchst du einen ruhigen Ausgleich. Fußreflexzonen-Massage stimuliert die Nerven und baut Spannungen ab. Lass dich fallen: Ein Sprudelbad mit Melisse, ein relaxter Abend mit Räucherstäbchen schenkt auch neue Energien. Parfüms mit zitrusfrischer, verspielter Note bringen die Sinne auf Schnupperkurs.

Beauty aus dem Meer

Wasser ist Leben – ob die Gischt des Meeres oder ein belebender Duschstrahl! Wenn du die Kraft des Wassers zu nutzen verstehst, kannst du viel für deine Gesundheit und Schönheit tun. Optimal, wenn du die magische Kraft des Wassers im Urlaub direkt am Meer genießen kannst.

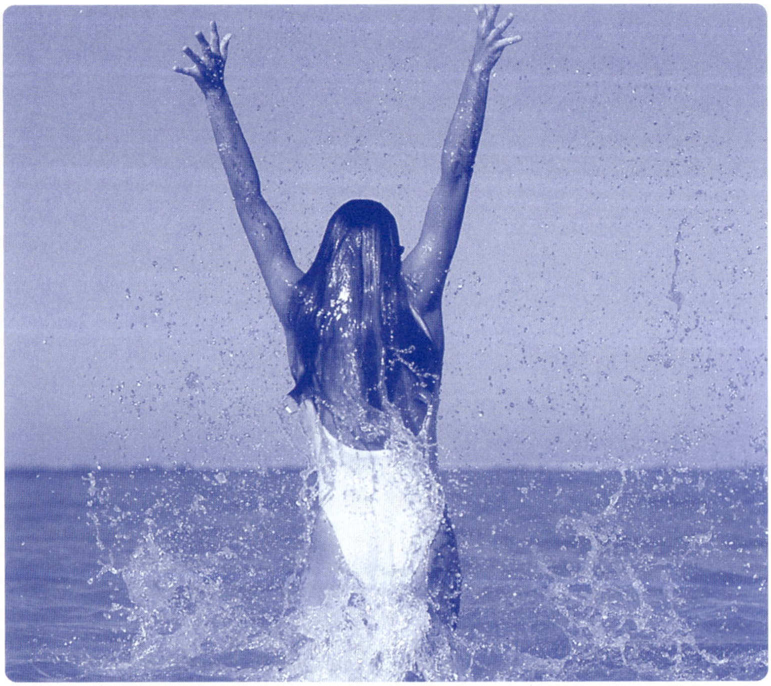

Einfach königlich ...

Salz aus dem Toten Meer ist ein wahrer Alleskönner und lässt die Haut glatt und prall aussehen. Meersalzbäder sind mit Zusatz-Pflegestoffen angereichert und wirken straffend auf den Körper.

➔ ***Seesand vom Meeresstrand kann als Peeling gleich vor Ort angewendet werden: Raue Stellen an Ellbogen, Füßen oder Knien mit feuchtem Sand abrubbeln. Gibt's auch als fertige Seesandmaske.***

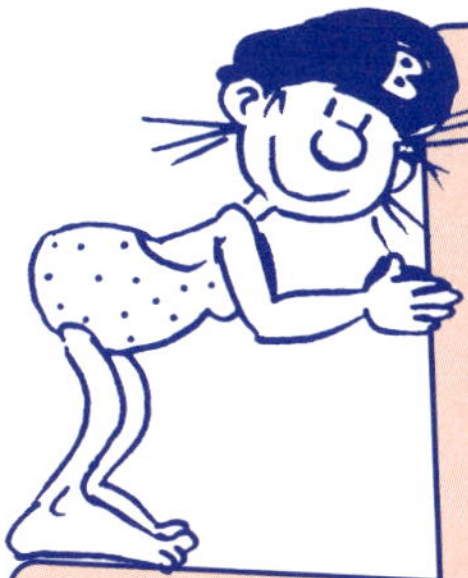

Die Wohltat des Meeres

Das Salzwasser macht den Körper leicht, die Wellen sind sanfte Hautschmeichler. Beim Baden im Meer profitiert die Haut von den heilsamen Meeresmineralien: Sie wirken klärend, feuchtigkeitsbindend und fördern die Durchblutung. Zu Hause lässt sich dieser Effekt mit Hilfe von Produkten mit Meereswirkstoffen herzaubern.

Strandläufer

Ein Spaziergang durch die Brandung wirkt entspannend auf den ganzen Organismus und regt die Durchblutung an. Gute Alternative zu Hause: Wassertreten in kaltem Wasser. Das geht locker in der Badewanne. Für mehr Frische wird der Körper kühl abgeduscht. Abgerundet wird die Anwendung mit einer Körperpflege, die Meereswirkstoffe enthält.

Geheimnisvolle Algen

Algen wurden bereits vor hunderten von Jahren in der Medizin eingesetzt, später für die Beauty-Pflege wieder entdeckt und gehören heute zu den absoluten Schönmachern. Auf Face und Body wirken sie reizlindernd, straffen, binden Feuchtigkeit und entwässern das Gewebe. Algenpackungen entschlacken, Algenkapseln und -tees unterstützen dabei. Der Fettstoffwechsel wird durch regelmäßige Bäder mit Algenextrakten angekurbelt.

Schlamm-Schicht

Meeresschlamm ist reich an Mineralstoffen und beinhaltet einen Ton, der überschüssiges Fett absorbiert. Edel-Schlamm – „Black Mud“ genannt – stammt vom Toten Meer. Als Gesichtsmaske verfeinert er das Hautbild und wirkt gegen Unreinheiten. Gibt’s fertig zu kaufen oder pulverisiert zum Anrühren. Als Körperpackung ist er hilfreich gegen Cellulite und macht eine samtige Haut.

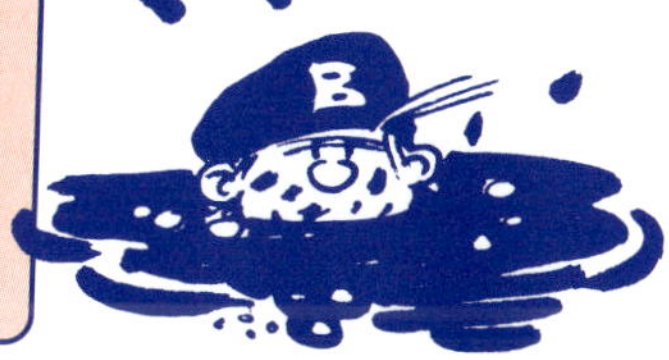

Hits für Kopf und Haar

Auch Haare wollen gepflegt sein. Spülungen bringen Pflegestoffe ins Haar. Sie sind vor der Haarwäsche anzuwenden und werden bis in die Spitzen des nassen Haares verteilt. Etwa 15 Minuten einziehen lassen, danach werden die Haare gewaschen.

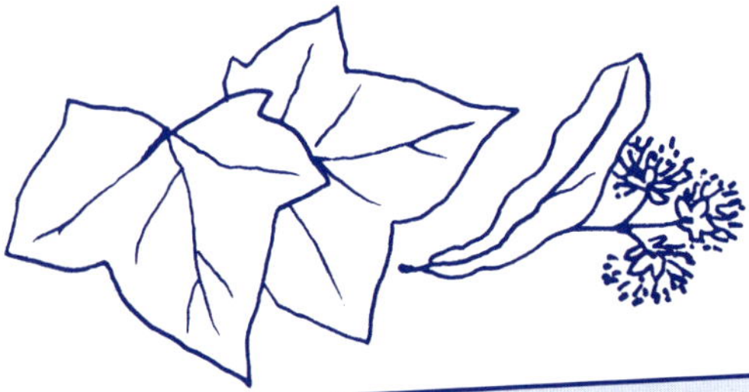

Efeu-Lindenblüten-Spülung gegen Schuppen und fettiges Haar

2 EL Efeublätter
2 EL Lindenblüten
1/2 Liter Wasser

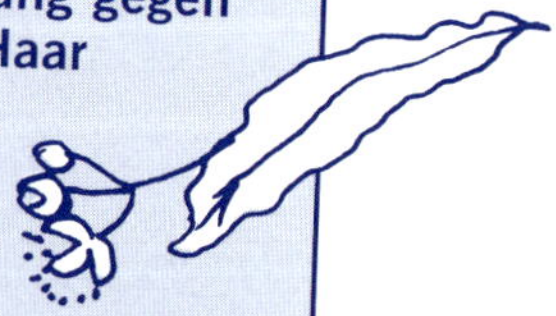

Blätter und Blüten mit dem kochenden Wasser übergießen und mindestens zehn Minuten ziehen lassen. Flüssigkeit gut abseihen und abkühlen lassen.

Thymian-Spülung für glänzendes Haar

2 EL Thymian
1/2 Liter Wasser

Herstellung wie bei Efeu-Lindenblüten-Spülung.

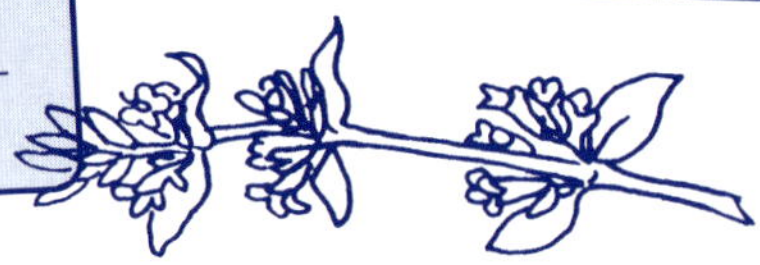

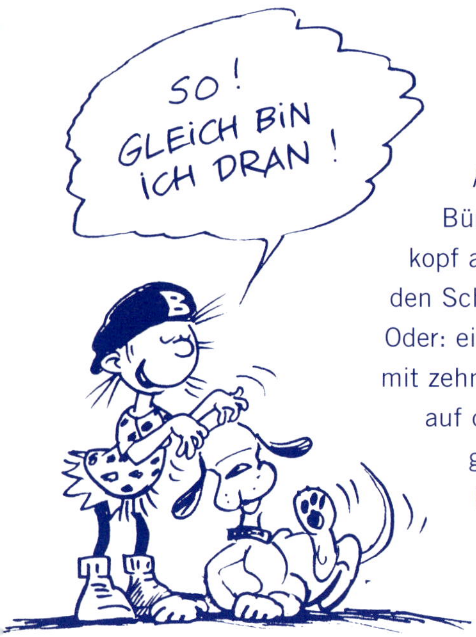

Spannungs-Stress?

Mach mal halblang! Eine Kopfmassage ist jetzt genau das Richtige. Wenn die Kopfhaut spannt, ist sie meist nicht gut durchblutet. Abhilfe schafft eine Massage mit einer weichen Bürste. Setz auf dem höchsten Punkt am Oberkopf an, bürste von dort aus Richtung Stirn, dann zu den Schläfen, danach zum Nacken.
Oder: ein Tropfen ätherisches Öl (Rose oder Rosmarin) mit zehn Tropfen Körperöl mischen und gleichmäßig auf der Kopfhaut verteilen. Alle zehn Finger leicht gespreizt oben aufsetzen und in kleinen, kreisenden Bewegungen massieren. Dabei die Finger immer wieder neu aufsetzen und nur die Kopfhaut – nicht die Haare – bewegen.

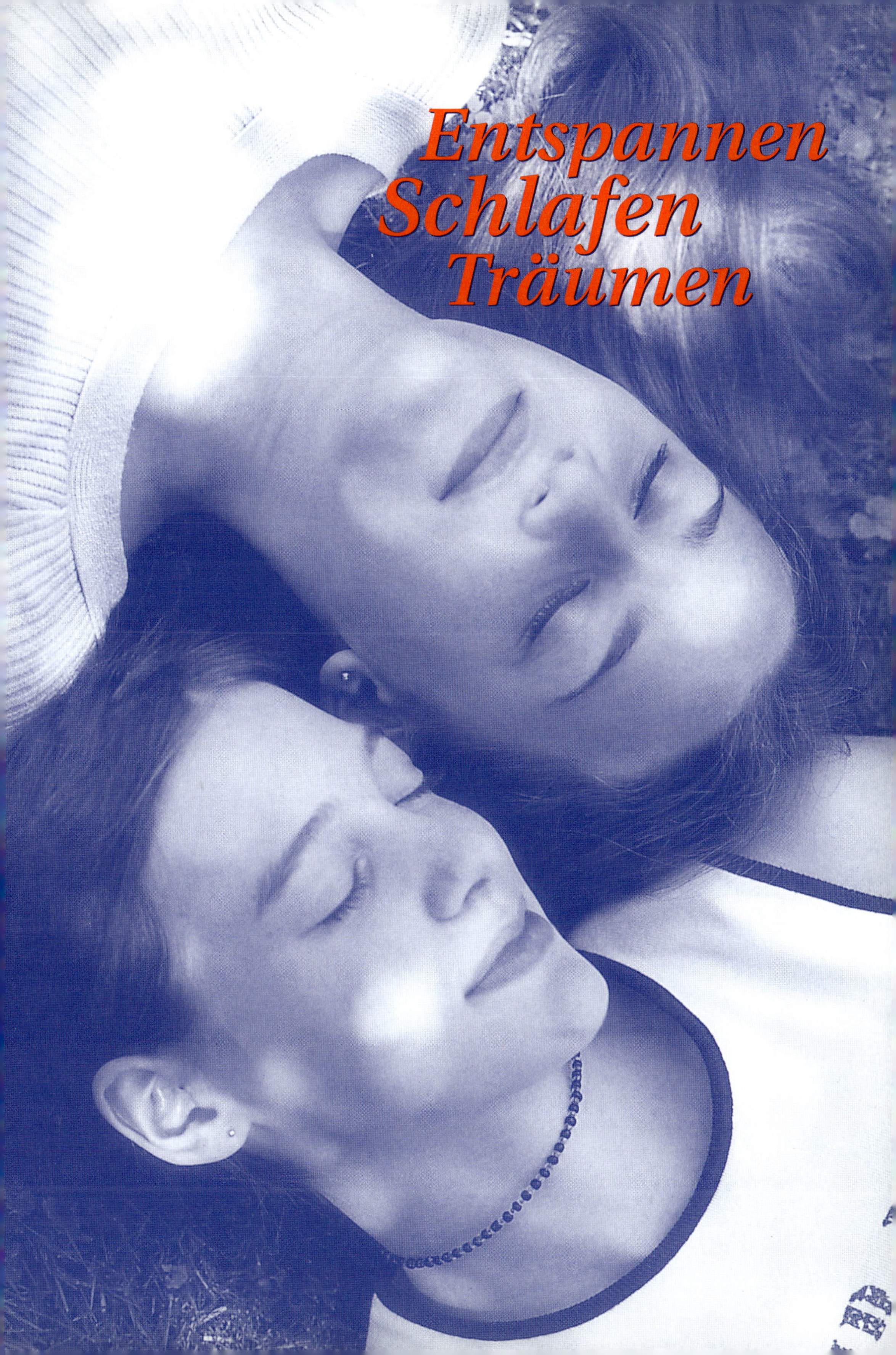
Entspannen
Schlafen
Träumen

Bewusst nichts tun – das ist die einzige Möglichkeit, dem Geist Ruhe zu vermitteln und vollständig zu entspannen. Sich auf sich selbst zu konzentrieren, ist eine Kunst, die du erlernen kannst. Durch Meditation, Massage und andere Relax-Techniken erwirbst du die Sensibilität, in dich selbst hineinzuhören, und tankst neue Kraft. Und auch über das Schlafen gibt es viel Wissenswertes. Denn im Schlaf schenken wir zwar unserem Körper Ruhe, aber der Geist schweift ab ins Reich der Träume und diese Traumabenteuer können so aufwühlend sein, dass man sich frühmorgens wie gerädert fühlt. Darum solltest du auch abends erst einmal zur Ruhe kommen ...

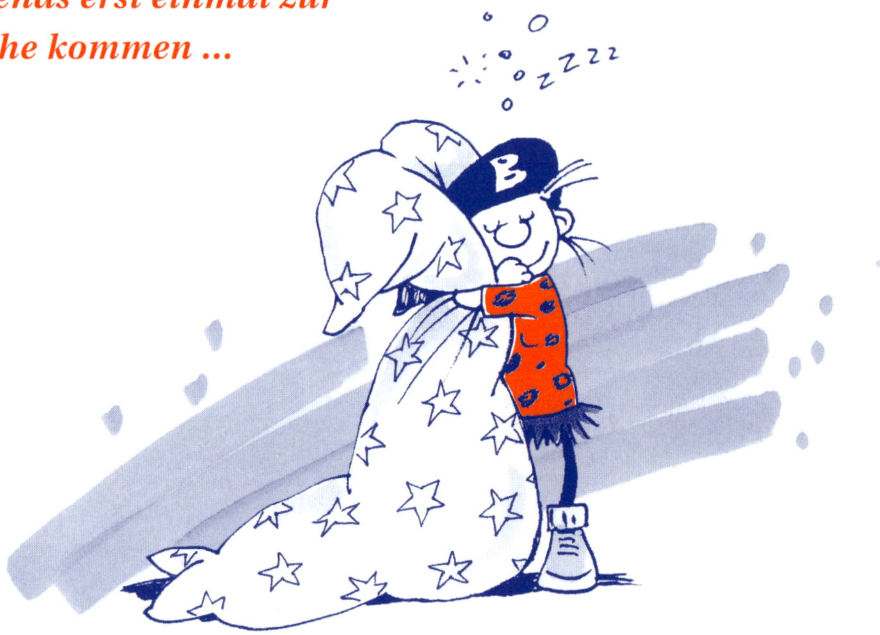

Die Reise ins Ich

Abschalten gehört zu deinem täglichen Wellness-Programm. Nur wenn es dir gelingt, den Stress abzuschütteln und zu dir selbst zu finden, wird es dir wirklich gut gehen. Dann findest du zu Gelassenheit und siehst die Dinge im richtigen Licht. Denn viele Sorgen und Probleme, die uns quälen, sind nichts weiter als selbst produzierte Schatten. Manche erzeugen wir selbst durch unser Handeln, andere sind völlig unbegründet. Es können auch unbewältigte Erlebnisse sein, die wir verdrängt haben und die sich schon lange hartnäckig im Unterbewusstsein festgesetzt haben. „Schattenkrieger" ist ein sehr treffendes Wort für immer wiederkehrende Ängste und Probleme und die Unruhe, die uns plagt. Ständig anwesend, lauern sie auf ihre Chance. Unsere Schwäche ist ihre Stärke. Nur durch Erkennen und Verstehen kann den „Schatten" ihre Kraft genommen werden.

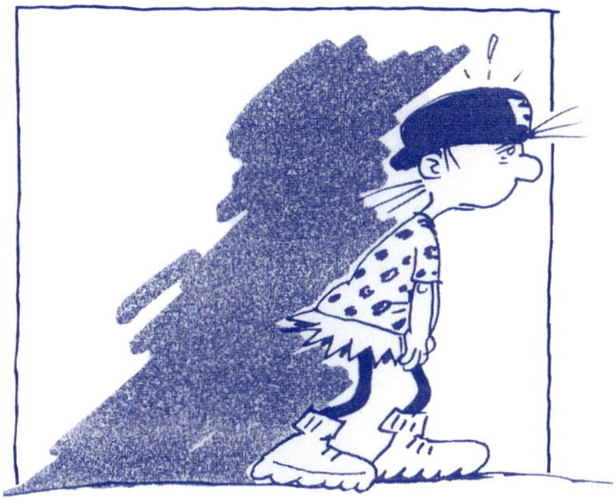

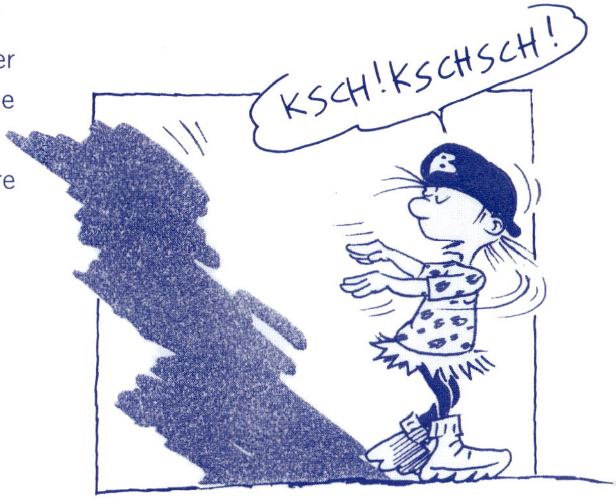

Die Kraft der Besinnung

Jedes Mal, wenn du dich auf dich selbst konzentrierst, werden die Energien ins Gleichgewicht gebracht. Der Körper gewöhnt sich durch bewusstes Atmen daran, Befehle vom Geist anzunehmen. Allein schon dadurch findet man zu einer natürlichen Ruhe. Doch auch das Körperbewusstsein wird dabei geschult: Die Sinne schärfen sich; man lernt, anders zu handeln und viele Dinge aus einer anderen Perspektive zu betrachten.

Meditation – was ist das?

Meditation ist der Entspannungsklassiker schlechthin. In Indien wird diese Methode seit 3000 Jahren praktiziert. Meditation schult die Aufmerksamkeit und schenkt Frieden und innere Ruhe. Man erreicht einen Bewusstseinszustand, der vom normalen Tagesbewusstsein abweicht. Wichtig für eine Meditation ist die Konzentration auf einen Gegenstand der Betrachtung. Dieser wird während des Meditierens in die Mitte der Aufmerksamkeit gestellt und erfüllt das ganze Bewusstsein. Meditation lehrt uns, die Aufmerksamkeit auf den Augenblick unseres Lebens auszurichten und diesen auszukosten. Sie lässt den „Felsen in der Brandung" in uns wachsen und schenkt uns einen ruhigen Pol, aus dem heraus wir unseren Alltag in aller Ruhe bewältigen können.

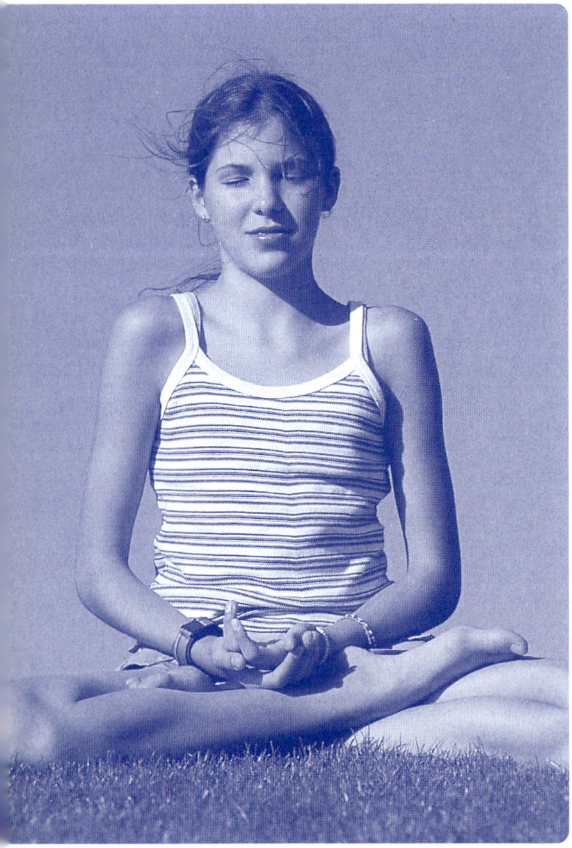

Die richtige Atmosphäre

- Meditiere frühestens eine Stunde nach der letzten Mahlzeit. Zwei Stunden vorher keinen Kaffee, kein Cola, keinen Tee trinken.
- Üb mindestens einmal täglich.
- Such dir einen Raum, in dem du absolut ungestört bist.
- Meditiere vor Pflanzen und zünde Räucherstäbchen (z. B. Sandelholz) an.
- Setz dich mit dem Rücken zur Lichtquelle. Kerzenlicht ist ideal.
- Die Meditationsdauer sollte 20 Minuten betragen; bleib dann ein paar Minuten mit geschlossenen Augen sitzen und nimm deine täglichen Gedanken wieder auf.

Einstiegsübung für Anfänger

Setz dich bequem auf einen Stuhl oder im Schneidersitz auf eine weiche Unterlage. Die Körperhaltung ist aufrecht, damit du tief in den Bauch hineinatmen kannst. Schließ die Augen. Versuch, dich fünf bis zehn Minuten auf deinen Atem zu konzentrieren. Dabei keinen Atemrhythmus erzwingen wollen – der Körper findet ihn allein. Schweifen die Gedanken ab – schick sie wieder weg. Horch auf das, was in deinem Körper geschieht. Was fühlt sich anders an? Verlangsamt sich das Atmen? Am Ende zählst du langsam von zehn auf null. Du öffnest die Augen und schon bist du auf sanfte Weise in die Realität zurückgekehrt.

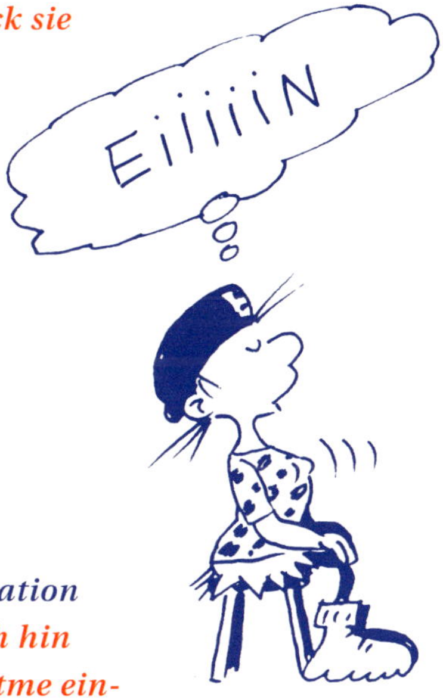

Atem-Meditation

Setz dich hin und atme einmal sehr tief ein. Denk dabei nur „EEEIIINNN". Beeinflusse deinen Atem nicht und hör ihm gut zu. Begleite jedes Einatmen mit diesem „EEEIIINNN" und das Ausatmen mit einem „AAAUUUSSS". Üb keinen Zwang auf dich aus. Schweifen deine Gedanken mal ab und du vergisst das „Ein – Aus", nimm es einfach beim nächsten Atemzug wieder auf. Lass die Worte langsam dahinschwinden und spür nur noch das Atmen ...

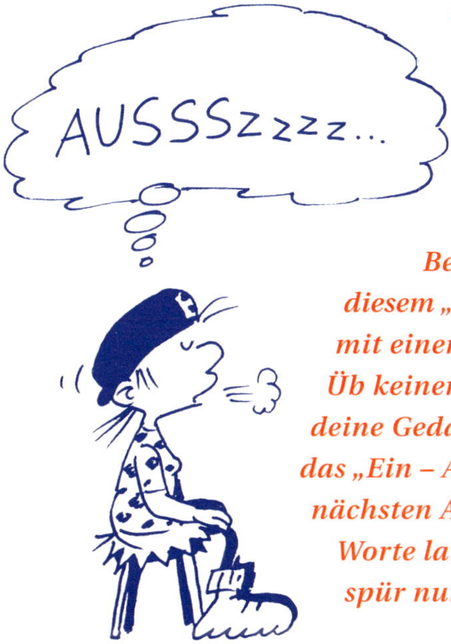

Visuelle Meditation

Stell einen angenehmen Gegenstand (z. B. eine Blume, Kerze oder Frucht) in Augenhöhe in ca. 50 bis 100 cm Entfernung vor deinem Gesicht auf. Entferne im Hintergrund alle Dinge, die dich ablenken. Setz dich und lass deine Augen auf dem Gegenstand ruhen. Versuch aber nicht, ihn zu sehen. Konzentriere dich nicht darauf. Lass den Gegenstand einfach in dein Gesichtsfeld eintreten und in das Bewusstsein eindringen. Denk nicht bewusst darüber nach, was er ist und was er bedeutet. Schweifen die Augen ab – nicht weiter schlimm. Kehr wieder zum Gegenstand zurück und betrachte ihn mindestens sieben bis zehn Sekunden lang konzentriert. Vertief dich auf diese Weise ca. 15 Minuten in die visuelle Meditation und kehr dann mit deinen Blicken und Gedanken langsam in die Realität zurück.

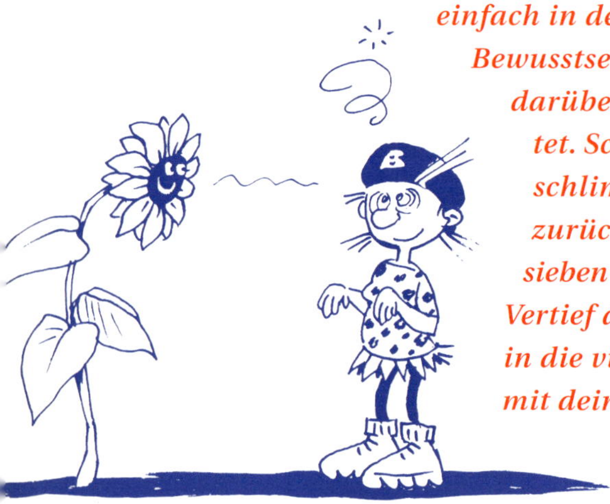

Massage – die Kraft der Berührung

Massage weckt das Feeling, eins mit dem Körper zu sein. Eine Massage wirkt tief hinein in Körper, Geist und Seele. Die Massagetechniken sollen Verschiedenes bewirken: Verspannungen lösen, Entspannung fördern, Energien beleben, Muskeln und Gelenke lockern, Kreislauf, Blut und Lymphe anregen.

➔ ***Schöne Helfer***

Ein Massageöl macht die Haut geschmeidig und schenkt zusätzliches Wohlbefinden.

- ➔ ***Mandelöl ist gut geeignet für die Gesichtsmassage.***
- ➔ ***Senfsamenöl ist ein tolles Ganzkörpermassage-Öl.***
- ➔ ***Weizenkeimöl macht die Haut geschmeidig.***

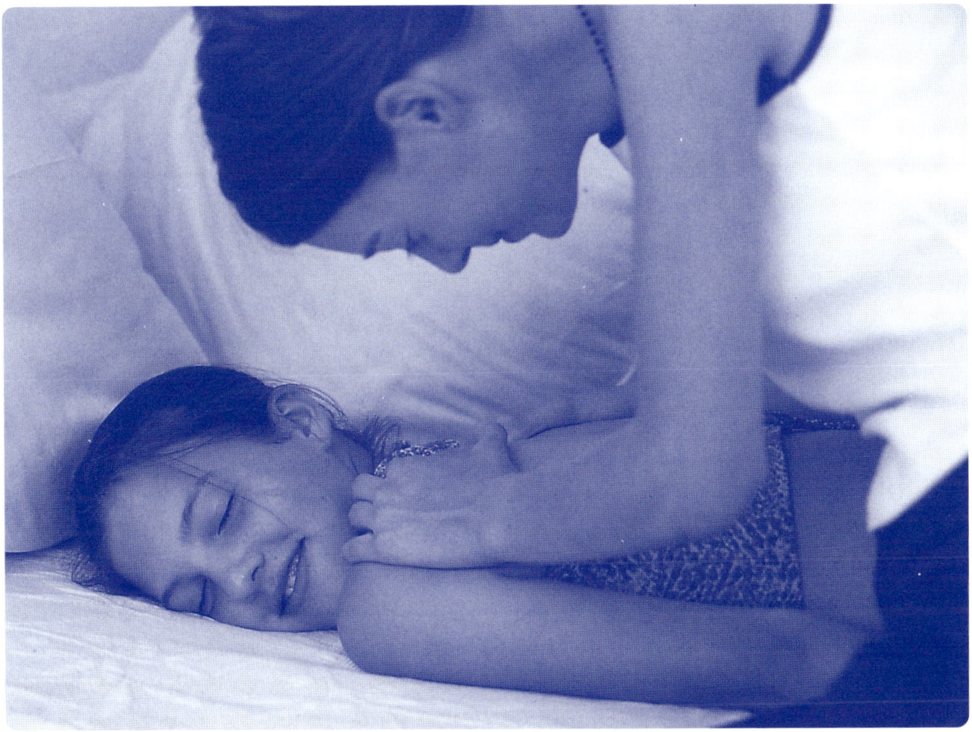

Massagetechniken

Mach es dir mit deiner Freundin, deiner Schwester oder deiner Mutter bequem. Verwöhnt euch gegenseitig mit einer sanften Massage.

Streichmassage

Du streichst sanft und langsam mit gleichmäßigem Druck über jeden Körperteil in eine Richtung. Die Sensibilität der Haut erhöht sich. Diese Massagetechnik entspannt, wärmt, lässt Blut und Lymphe leichter fließen.

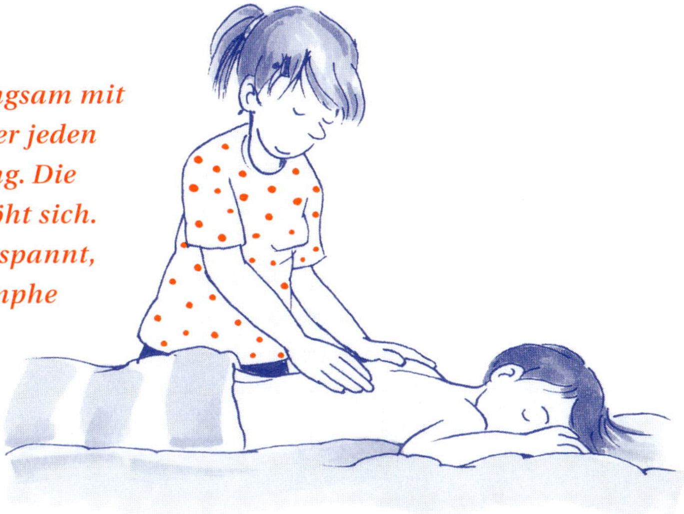

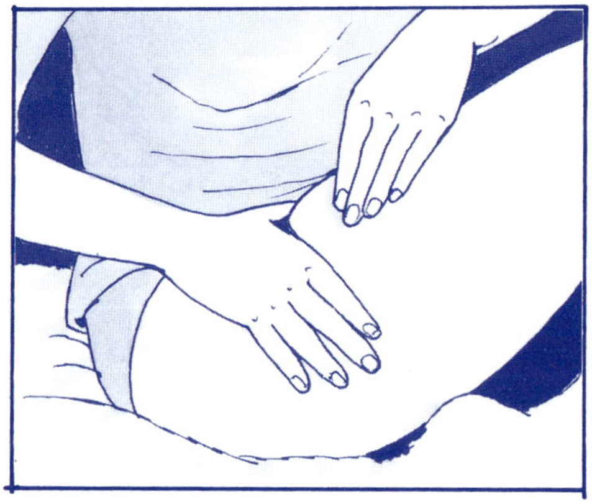

Knettechnik

Die Muskeln werden gehoben, gedrückt und gedreht. Nimm das Fleisch zwischen Daumen und Finger und knet es durch. So erreichst du auch tiefer gelegene Blutgefäße und Lymphbahnen. Dabei werden Nährstoffe durch die Muskeln gepumpt und Schlacken ausgeschwemmt.

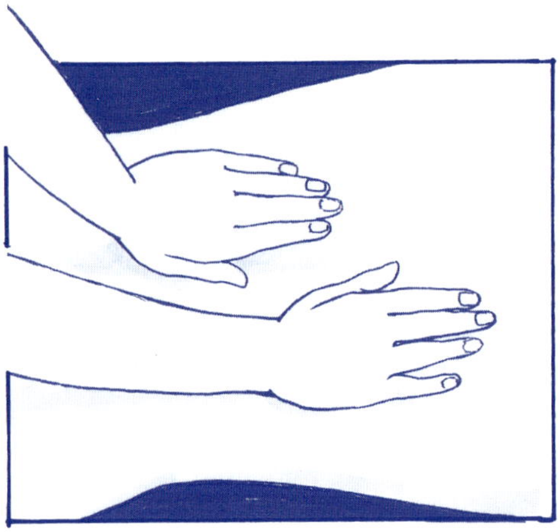

Reibepunkte

Ausgeführt werden schnelle Reibungen mit den Handinnenflächen. Leg die Hände auf den Rücken auf und bewege sie unter gleichmäßigem Druck abwechselnd vor und zurück. Die Bewegungen dürfen fest sein. Diese Massage fördert die Durchblutung der inneren Organe.

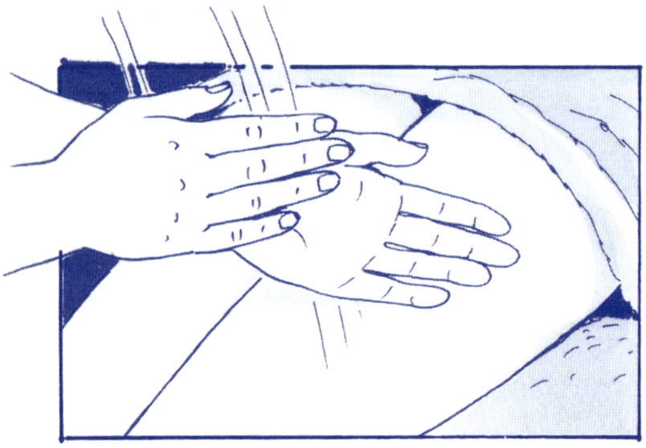

Klopfmassage

Jetzt sind die Handkanten dran: klatschen, klopfen und Klapse verteilen. Diese Technik eignet sich gut an Körperpartien, an denen sich genügend Polster und weiches Gewebe befinden: am Rücken und an den Rückseiten der Beine. Sie verbessert die Muskelspannung und festigt schlaffe Haut. Aber nur, wenn sie richtig ausgeführt wird: locker aus den Handgelenken, mit kräftigen, schnellen, aber auf keinen Fall schmerzhaften Schlägen.

Fernöstliche Massage

Wird der Energiefluss im Körper durch ständigen Stress beeinträchtigt, kann das auf Dauer krank machen. Die aus Asien stammende Druckpunkt-Massage schafft hier Abhilfe.

Bei Erschöpfung

In der Hand sitzen viele Nervenenden und Energieleitbahnen. Wird ein spezieller Punkt in der Handinnenfläche gedrückt, bessert sich der Erschöpfungszustand und verspannte Schultern lockern sich. Der Druckpunkt befindet sich etwa 1½ Daumen breit unter dem Mittelfinger. Mit der rechten Hand die linke umfassen und mit dem rechten Daumen den Druckpunkt halten und langsam bis drei zählen, Druck lösen und erneut pressen. Das Ganze dreimal wiederholen und zur rechten Hand wechseln.

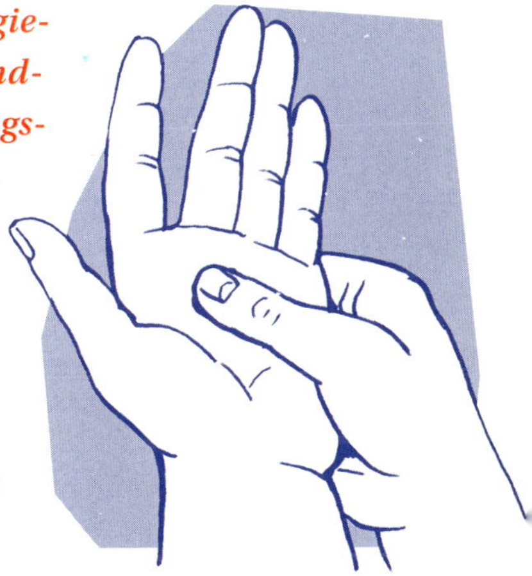

Kieferdruck

Bei Verspannungen im oberen Kieferbereich drückst du mit den Zeigefingern auf die Kiefermuskeln. Sie befinden sich auf den Wangen in Höhe der Ohrläppchen. Den Druck etwa fünf Sekunden halten, dann langsam loslassen. Zehnmal wiederholen. Dies lockert Schultern, Kopf und Nacken.

Kamm-Stimulator

Nimm einen Haarkamm und zieh ihn mit den Zacken in Aufwärtsbewegungen über Finger und Fingerspitzen auf der Ober- und Unterseite der Hand. Die Streichbewegungen werden allmählich bis zum Handgelenk, zum Ellbogen und zu den Schultern verlängert. Eine fantastische Hilfe bei Unruhe und Erschöpfungszuständen.

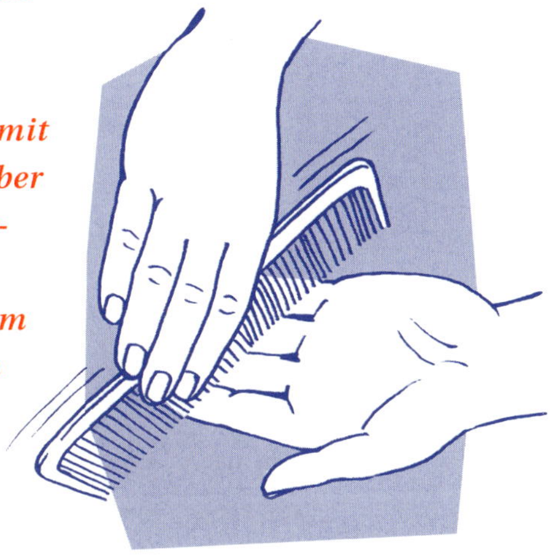

Fußreflexzonenmassage

Füße sind höchst sensibel – enden hier doch etwa 72 000 Nervenbahnen, die unmittelbar mit den inneren Organen in Verbindung stehen. Eine Fußmassage ist deshalb wie Medizin und wirkt sich auf viele Körperfunktionen aus: Sehnen werden elastischer, Gewebe und Muskeln gestärkt, Herz und Kreislauf angeregt, der Stoffwechsel stimuliert, Stresshormone abgebaut.

Die Reflexzonen

Wie auf einer Landkarte finden sich alle Organe des Körpers in verkleinertem Maßstab auf der Fußsohle wieder. An den Zehen liegen die Reflexzonen für den Kopfbereich. Die Zonen von Schilddrüse und Schultergürtel liegen auf den Zehenballen. In der Mitte des Fußes liegen die Zonen von Magen und Darm sowie der inneren Organe. Die Fußferse spiegelt den Beckenbereich wieder. Berührt man die entsprechenden Punkte, löst dies in den jeweiligen Organen Reflexe aus, die entweder relaxend oder anregend wirken.

Die richtige Vorbereitung

- Wasch die Füße mit einer feuchtigkeitsspendenden Emulsion.
- Trag ein paar Tropfen Massageöl auf.
- Schalte alle Lärmquellen ab.
- Such einen gemütlichen Platz mit gutem Licht.
- Massiere sanft fünf bis 20 Minuten.

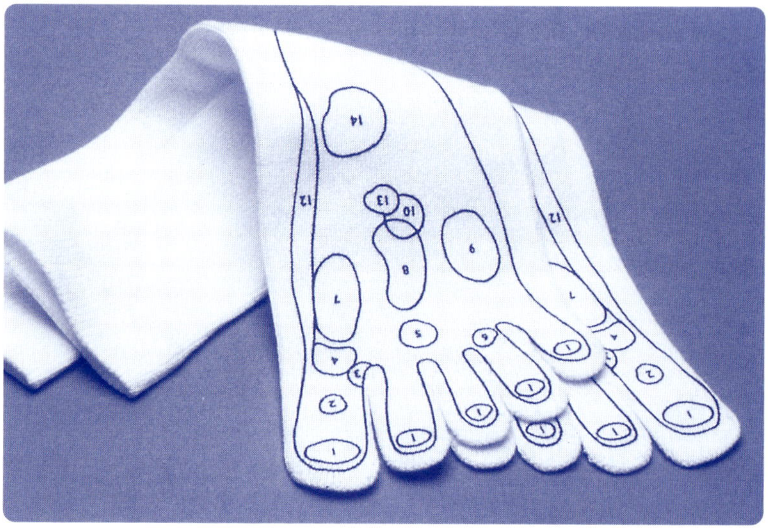

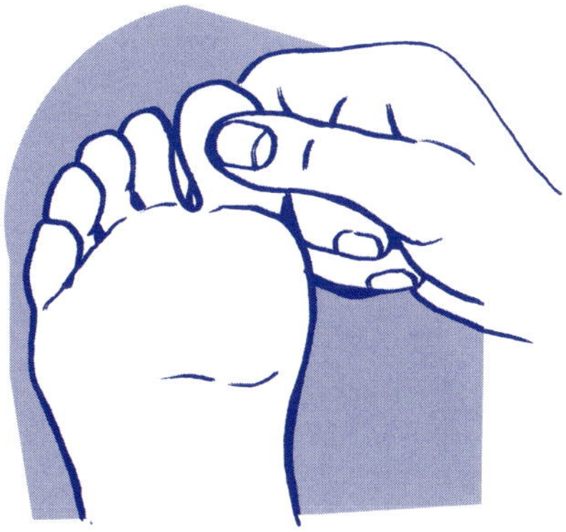

Bei Kopfschmerzen

Den großen Zeh zwischen Daumen und Zeigefinger nehmen. Mit dem Daumen den ganzen Ballen mit starkem Druck massieren (Zone 1– 4). Ein leichtes Ziehen und Drehen an den Zehen ist bei Spannungskopfschmerzen sehr hilfreich.

Konzentrationsschwierigkeiten

Die Mitte des großen Zehballens (Spitze von Punkt 7) drücken und massieren.

Nervös & schlaflos

Am Bereich des Solarplexus (Spitze von Zone 8) spürst du eine kleine Vertiefung. Wird dieser Punkt massiert, lösen sich Anspannungen.

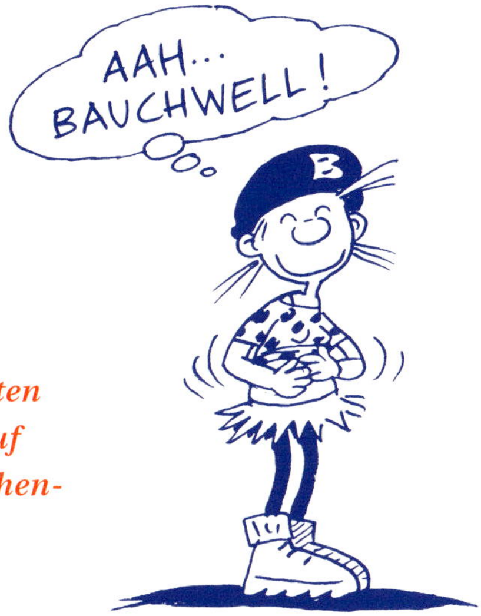

Oje, Bauchweh!

Massiere die Bauchzone (Zone 14) in kreisenden Bewegungen.

Zyklusstörung

Die Massage von verschiedenen Punkten hat sich hier bewährt: Beckenzone (auf der Ferse), Lymphdrüsen (Zehenzwischenräume), Hirnanhangdrüse (Zone 2), Schilddrüse (Zone 7).

> ➔ ***Grundsätzlich gilt:***
> ***Langsames Massieren wirkt beruhigend, schnelles Massieren belebend.***

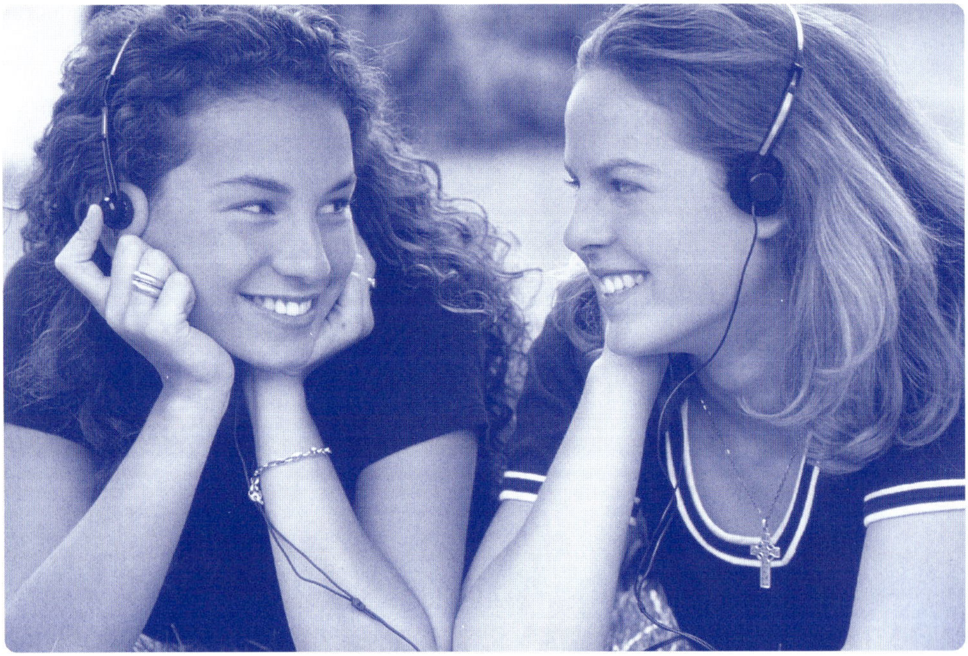

Musik – Balsam für die Seele

Ein musikalischer Spaziergang entführt in die Tagträume, die unsere Seele braucht und die uns den Stress schnell vergessen lassen. Entspannungsmusik – das sind sanfte, fließende Klänge, die wohltuende Ruhe bringen. So kann man die Hektik des Alltags für ein Weilchen vergessen, den Geist beruhigen, die Gedanken schweifen lassen und zu sich selbst finden. Musik hilft, Konzentration und Kreativität beim Arbeiten und Lernen zu fördern, genussvoll zu entspannen und neue Kraft zu tanken. Sie kann situationsbedingte Ängste lösen und ist ideale Begleitung bei Entspannungsübungen.

➔ ***... in der Ruhe liegt die Kraft***
Mach mal 'ne halbe Stunde Pause. Setz dich auf die Couch und leg eine CD mit sanften, angenehmen Klängen ein. Schließ die Augen und lausch der Musik.

➔ Forscher fanden heraus, dass regelmäßiges Musizieren Teile der Großhirnrinde verändert. Die soziale Kompetenz, die Intelligenz, die Teamfähigkeit und sogar die emotionale Stabilität verbessern sich.

Ein Liedchen trällern ...

Menschen, die regelmäßig singen – egal ob Pop-Songs oder Kirchenlieder –, sind selbstbewusster und ausgeglichener – das ist wissenschaftlich erwiesen. Sie können Angst und Stress besser bewältigen. Denn beim Singen atmet man unwillkürlich tiefer und der Organismus wird so mit zusätzlichem Sauerstoff versorgt; man fühlt sich frischer und kommt gleichzeitig zur Ruhe. Durch das „Spüren" der eigenen Stimme wird diese ausgleichende Wirkung zusätzlich verstärkt.

Musik & Relaxen

Die wohltuenden Klänge beruhigender Musik orientieren sich in ihrem Tempo am menschlichen Pulsschlag im Entspannungszustand. Die Aufmerksamkeit soll nicht auf die Musik gelenkt werden. Deshalb wird bewusst auf Höhen- und Tiefenschwankungen, rhythmische Instrumente und musikalisch „dramaturgische" Elemente verzichtet. Die Kompositionen erreichen einen über längere Zeit durchgehenden Entspannungsfluss auf unseren Geist. Der Pulsschlag normalisiert sich auf 80 Schläge.

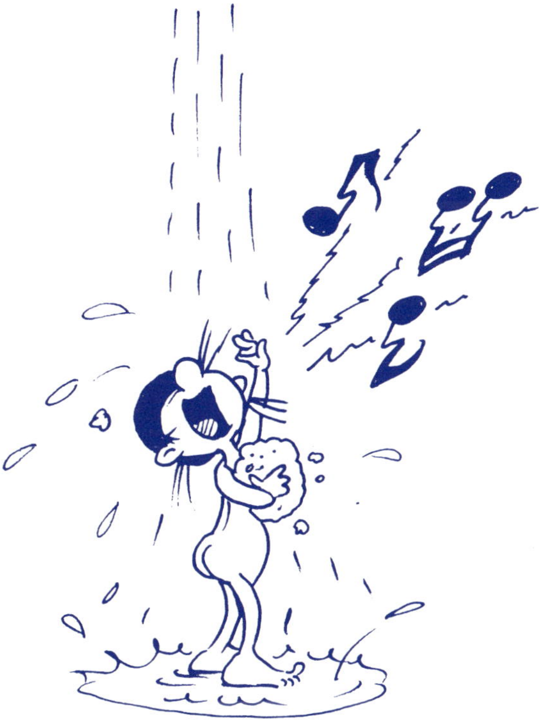

Gesunder, tiefer Schlaf

Der Körper braucht Schlaf zur Regeneration von Körper, Seele und Geist. Tiefe Entspannung wird erreicht. Auch die Reparaturmechanismen der Haut werden in dieser Zeit aktiv. Die Produktion der für die Erneuerung und den Aufbau der Haut so wichtigen Eiweißstoffe läuft auf Hochtouren. Außerdem wird im Schlaf die Haut besser durchblutet und mit Nährstoffen versorgt. Schlaf – das ist Schönheitspflege, die nichts kostet!

Schlaflos im Bett

Wieder mal völlig überdreht – aber eigentlich ist doch schon längst Schlafenszeit! Doch Schlaf kannst du nicht erzwingen. In einer solchen Situation ist es besser, erst mal eine Stunde zu relaxen und einfach was anderes zu tun, z. B. Musik hören oder lesen. Auch entspannungsfördernde Einschlafübungen machen müde.

Einschlaf-Tipps

- *Ein monströses Essen spätabends raubt den Schlaf. Ein Glas Milch oder eine Banane dagegen fördern das Einschlafen.*
- *Leichte Entspannungslektüre: ja – ein nervenaufreibender Schocker vor dem Zubettgehen: nein!*
- *Das Schlafzimmer sollte ruhig, dunkel und kühl sein.*
- *Leg unter das Kissen ein Kräutersäckchen, z. B. mit Minze, Thymian, Majoran und Zitronenmelisse.*
- *Ein entspannendes ätherisches Ölbad macht schläfrig.*

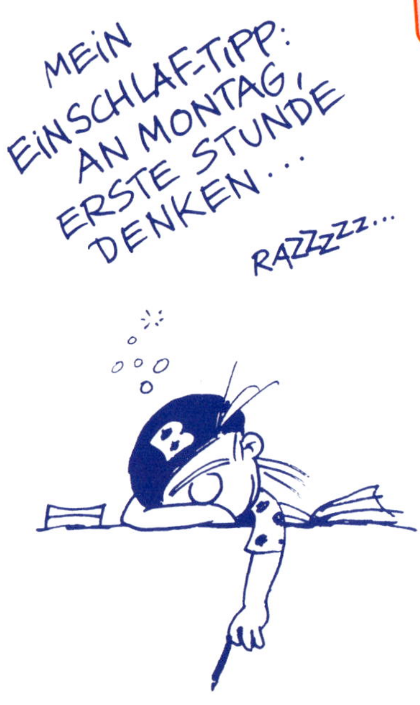

Schlaf-Schaukel

Auf den Rücken legen, beide Beine anwinkeln, die Hände an die Knie legen und die Oberschenkel leicht zum Bauch ziehen. Langsam nach rechts und links schaukeln, ca. eine Minute lang. Bewusst atmen, innehalten, die Beine ausstrecken, die Arme neben den Körper legen. Gleichmäßig ein- und ausatmen, das Ganze fünfmal wiederholen. Beim letzten Ausatmen den rechten Arm leicht anheben, zwei bis drei Atemzüge anhalten und zurücksinken lassen. Die Sequenz dreimal wiederholen, dann zur anderen Seite wiederholen.

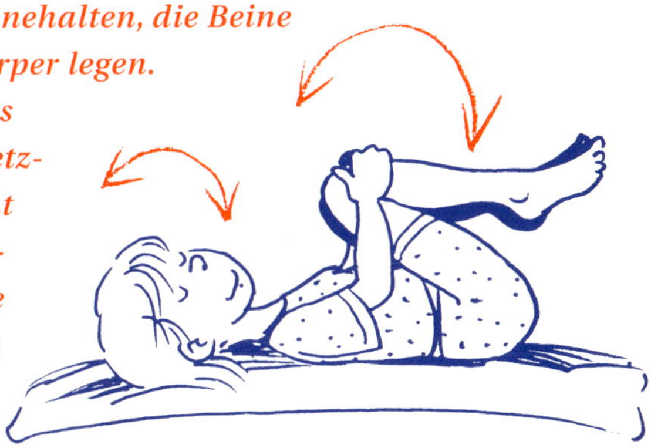

Kopf-Feeling

In Zeitlupe wird der Kopf nach rechts und links gerollt – so weit, wie es angenehm ist. Versuch zu erspüren, wo der Kopf die Matratze berührt, und mach dir bewusst, wie sich die Entspannung langsam in deinem ganzen Körper ausbreitet.

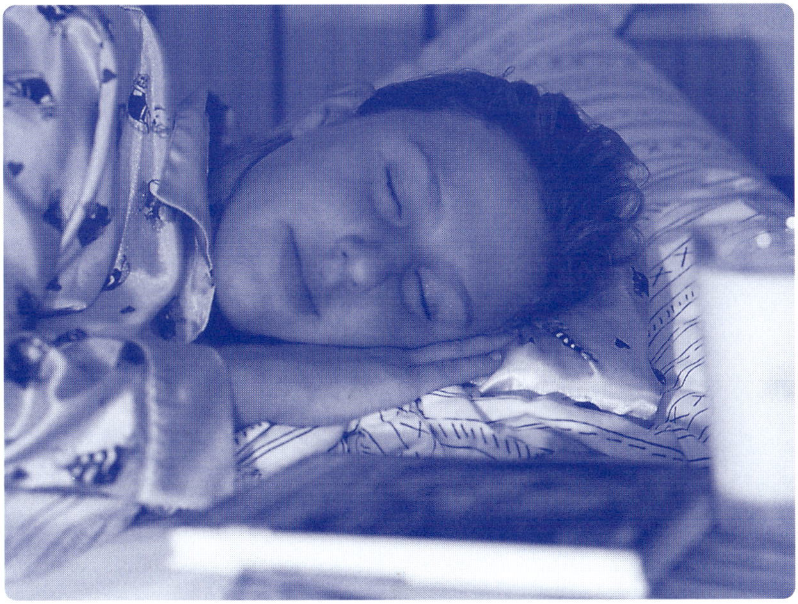

Im Reich der Träume

Im Traum verarbeiten wir Erlebnisse, packen Probleme kreativ an, fördern das Gedächtnis, spielen und testen aus. Botschaften werden ausgesandt. Das Unterbewusstsein spricht zum Bewusstsein. Ein Traum kann aus Erinnerungen und Eindrücken des Tages bestehen. Beobachtungen, Gespräche, Ereignisse – all das kann einen Traum beeinflussen. Die Träume präsentieren sich in einer visuellen Sprache – in Bildern. Nicht immer laufen angenehme Erlebnisse im „Kopf-Kino" ab. Träume können auch unbequem sein – so unbequem wie die Wahrheit.
In vielen Träumen verbirgt sich ein unerfüllter Wunsch. Auch wirre Träume sind keine Seltenheit. Es gibt eine Vielzahl von Traumarten. Die Bild-Botschaften richtig umzusetzen und zu verstehen, das ist die Kunst!

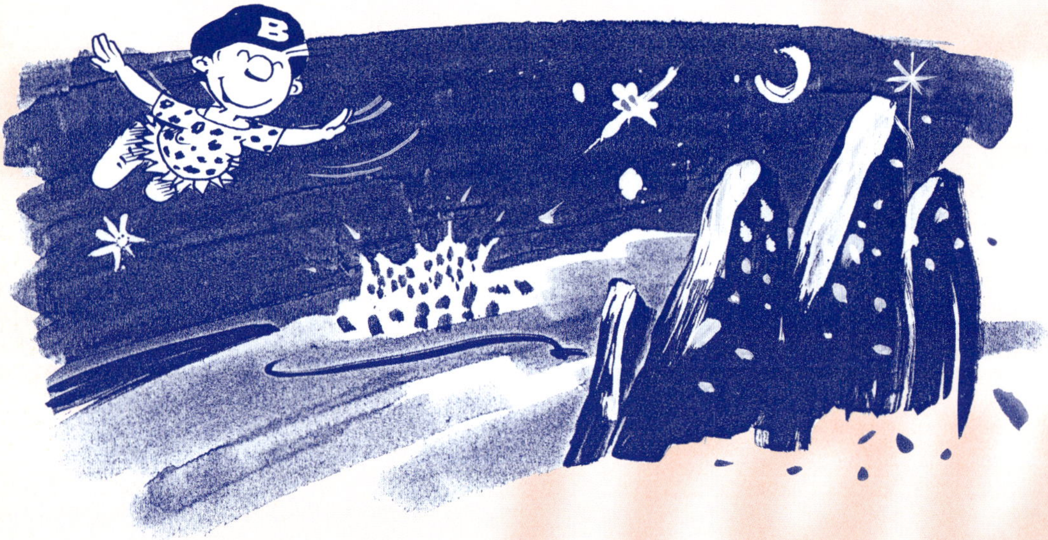

Träumen ist wichtig!

- *Träume helfen dabei, Spannungen, Ärger und Negatives loszulassen.*
- *Träume vermitteln auch Botschaften aus dem Unterbewusstsein. Sie können auf künftige Ereignisse vorbereiten, Ratschläge erteilen, warnen oder Erinnerungshilfe sein.*
- *Das Träumen fördert das Verständnis und die Problembewältigung von Ängsten und unüberwindlich scheinenden Problemen.*
- *Die Erlebnisse des Tages werden aufgearbeitet, bevor sie im Gedächtnis abgelegt werden.*

Träume – eine Wissenschaft für sich!

Warnträume
Dadurch kann eine beginnende Krankheit symbolisch angezeigt werden. Aber auch Seelisches, möglicherweise aus frühester Kindheit, kann zum Ausdruck kommen.

Entlastungsträume
Das verdrängte Unterbewusstsein, das bis in die früheste Kindheit zurückreichen kann, kommt an die Oberfläche und schafft eine Wunschvorstellung, die im Wachzustand nicht erlebt werden kann.

Angstträume
Je nach Alter können sie verschiedene Ursachen und Symbole haben.

Reinkarnation
Die träumende Person glaubt, schon mal gelebt zu haben und in ihrem jetzigen geistigen und körperlichen Zustand wieder geboren zu sein.

Wahrträume
Der Träumende erfährt von Dingen und Erlebnissen, die tatsächlich zu gleicher Zeit an einem anderen Ort stattfinden oder später Wirklichkeit werden.

Aggressionsträume
Der Träumende oder eine andere Person fügt einem anderen (meist unsympathischen Menschen) ein Leid zu.

➔ Übrigens: Jeder Mensch träumt, auch diejenigen, die steif und fest behaupten, nicht zu träumen! Sie können sich nur nicht mehr daran erinnern!

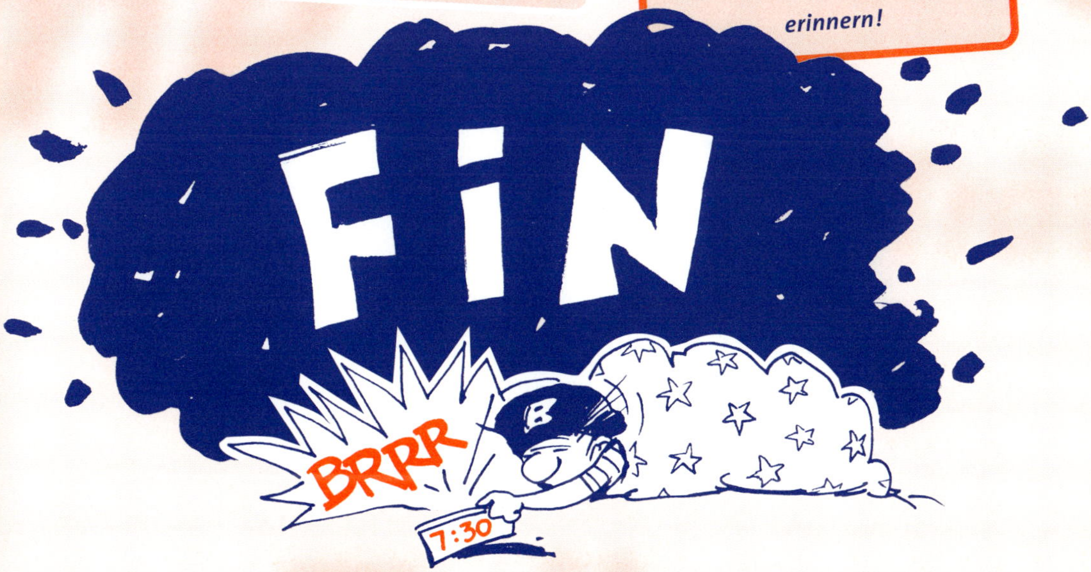

Entspannt – an allen Tagen

In den Tagen vor den Tagen spielen die Hormone im Körper verrückt. Kurz vor und während der Periode fallen die weiblichen Hormonspiegel an Östrogen und Progesteron stark ab. Damit einhergehend sinkt auch die Laune. Der Bauch schwillt an, viele Mädchen und Frauen fühlen sich aufgeschwemmt und so richtig unwohl in ihrer Haut. Hinzu kommen oft lästige Unterleibsschmerzen, Spannungsgefühle in Bauch und Brüsten. Dieser Zustand nennt sich auch PMS – prämenstruelles Syndrom. Doch gegen trübe Stimmung und Beschwerden kann man etwas tun.

Relax-Tipps und Muntermacher

- *Sanfte, lockere Entspannungsübungen, am besten Yoga, mildern Verkrampfungen im Unterleib und stabilisieren die innere Balance.*
- *Entkrampfende Kräutertees, z. B. aus Schafgarbe, Gänsefingerkraut oder Frauenmantel, sind eine Wohltat während der PMS-Phase.*
- *Stimmungsheber sind Duftkerzen oder Aromaöle, z. B. Pampelmuse, Muskatellersalbei oder Bergamotte.*
- *Heiße Wickel mit in warmem Wasser verdünnten Ölen, z. B. Kamille, Rose oder Lavendel, wirken krampflösend und entspannend.*

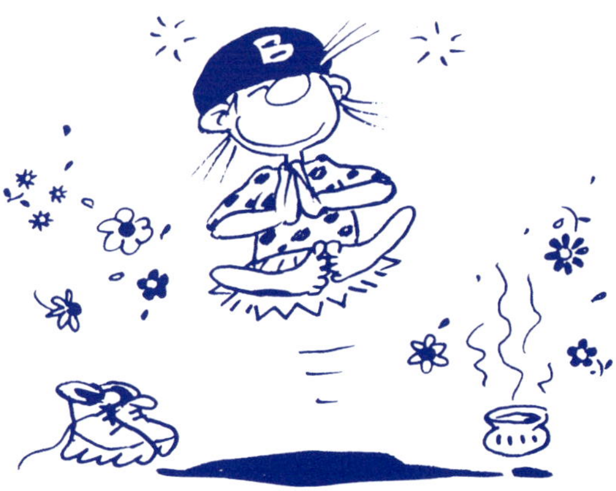

Energie-bringer – das tut mir gut

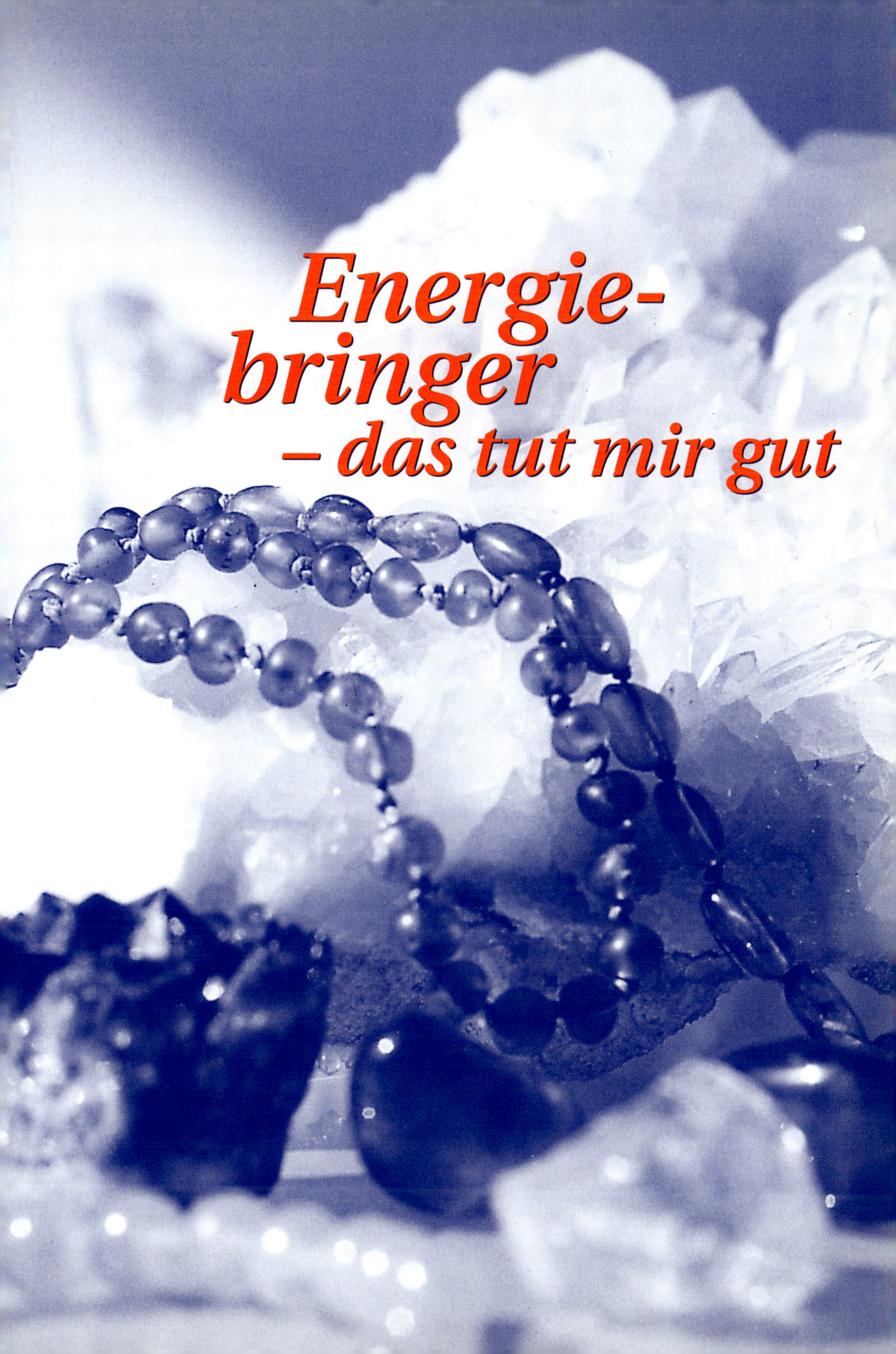

Die Natur bietet viele Schätze, die Energien ausstrahlen und sich auf unser Wohlbefinden auswirken – ohne dass es uns bewusst wird. Solche Energiebringer können den Alltag stark beeinflussen. Wer diese Kräfte geschickt einzusetzen weiß, schafft sich ein Umfeld, das harmonisiert und kräftigt. Jonglieren wir also ein bisschen mit der Kraft von Farben, Düften, Steinen …

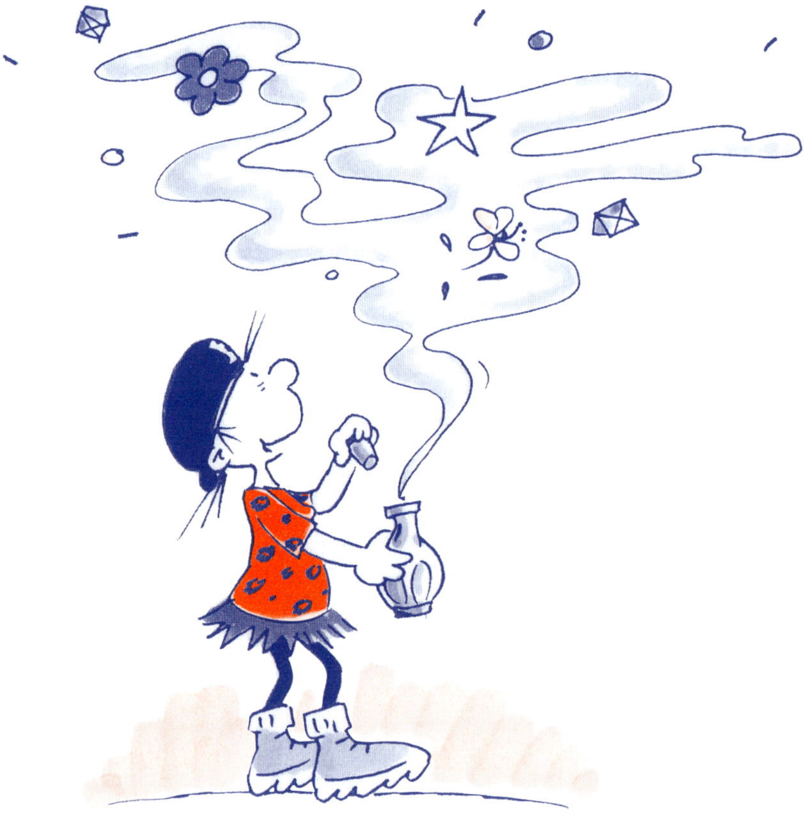

Die Kraft von Licht und Farbe

Farbe macht an! Sie duftet, schmeckt und streichelt. Sie wärmt und kühlt. Obwohl es sie genau genommen nur in unserer Wahrnehmung gibt. Farbe ist Geheimnis.
Stell dir vor, eine Banane wäre rot. Sie würde anders schmecken! Warum fällt den meisten Leuten zum Geschmack von Geflügel und Fisch die Farbe Blau ein? Schmeckt Lemonjuice nicht grün? Fühlt sich Samt nicht dunkelrot an? Und duften Maiglöckchen nicht rosa? Farben haben eine beinahe unglaubliche Macht. Sie wirken auf alle Sinne und nicht nur auf die Augen. Deshalb beeinflussen sie so stark unsere Stimmungen. Einige wecken zärtliche Gefühle, andere setzen richtig Power frei. Manche machen uns müde, andere mutig. Die Impulse, die freigesetzt werden, sind keinesfalls nur individuell bestimmt, sondern bei allen Menschen ähnlich. Der Empfindungsreiz, der von einer Farbe ausgeht, trifft uns alle gleich.

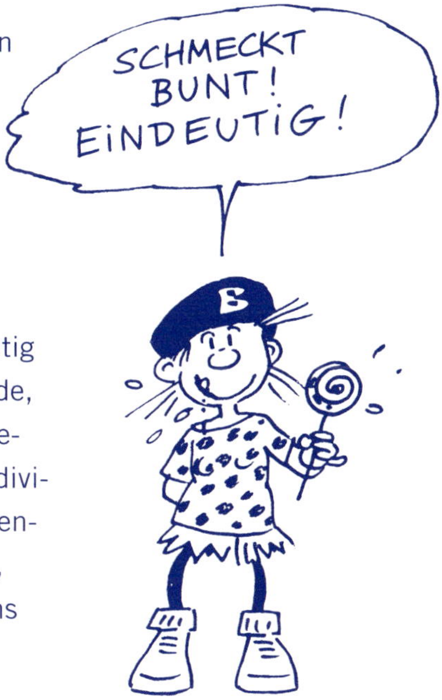

Die Wellen des Lichts

Das Licht an sich besteht aus wellenförmigen Schwingungen und ist farblos. Erst in unserem Auge und Gehirn entsteht die nach Wellenlängen unterschiedliche Farbwahrnehmung. Die Farbe braucht das Licht als Transportmittel. Ohne Licht sehen wir keine Farben. Lichtschwingungen sind dafür verantwortlich, dass Farbe nicht nur durch das Auge, sondern auch mit der Haut, sogar mit der Luft, die wir atmen, aufgenommen wird.

Was Farben auslösen

Weil Farben so starke emotionale Kräfte besitzen und unsere Körperfunktionen, unser Denken und Fühlen beeinflussen können, werden sie bewusst dort eingesetzt, wo man Menschen in ihren Entscheidungen und Gefühlen beeinflussen will.
Die Farbtherapie ist ein typisches Beispiel dafür. Räume werden farblich ausgestaltet, farbiges Wasser und farbiges Licht werden eingesetzt. Blumen werden wegen ihrer Farbe verschenkt (rote Rosen für die Liebe ...). Lebensmittel kommen farbverstärkt oder farblich verändert auf die Ladentheke, weil sie dann – übrigens nachweisbar – besser schmecken.

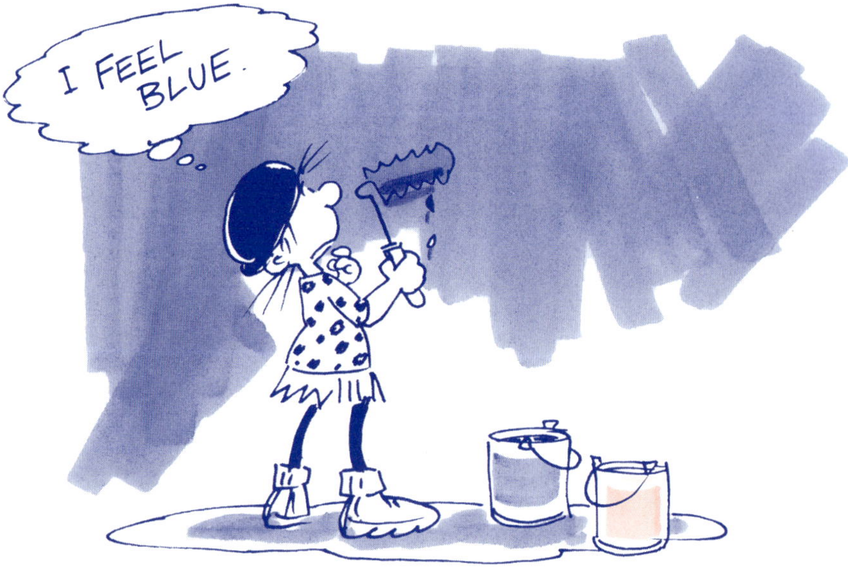

In Farben wohnen

Besonders bei der Gestaltung von Räumen ist es wichtig, auf die Farbharmonie zu achten. Dabei gilt es, zunächst die eigene Psyche zu ergründen, um zu erkennen, welche Grundfarbe die Richtige ist (siehe Seite 88f.). Grundsätzlich gilt, dass für den Schlafbereich Blautöne geeignet sind, die schlaffördernd wirken. Eine gelb gestrichene Wand im Arbeitsbereich dagegen weckt die Kreativität und belebt den Geist.

Be colourful

Grün
wirkt beruhigend und ausgleichend; es symbolisiert Hoffnung und bedeutet Heilung und Zufriedenheit.

Blau
steht für Weite und Freiheit; es verweist auf seelische Tiefe und das Unbewusste und entspannt.

Violett
bezeichnet Mystik und Magie; es ist die Farbe der kosmischen Energien und vermittelt zwischen Gegensätzen.

Braun
ist die Farbe der Erde; es vermittelt Schutz, bedeutet Geborgenheit und ist die Farbe des Austausches.

Grau
steht für Unabhängigkeit, Selbstvertrauen und Selbstbeherrschung; es schützt vor äußeren Einflüssen.

Gelb
symbolisiert Kraft, Wärme und Sonne und steht für gedankliche Wendigkeit. Es stärkt den Lebensantrieb.

Orange
wirkt erheiternd, macht Mut und steht für Lebensfreude, Offenheit und Wärme. Es löst Melancholie und Depressionen.

Rot
steht für Leben, Kraft, Energie und Liebe; es aktiviert die Lebensenergien und regt das Nervensystem an.

Weiß
symbolisiert Reinheit, Klarheit, Unschuld und Vollkommenheit und steht für Unnahbarkeit und Empfindsamkeit.

Schwarz
bedeutet Dunkelheit, Unendlichkeit und Stille; es unterstützt, tröstet, wirkt aber auch unnahbar und hält auf Distanz.

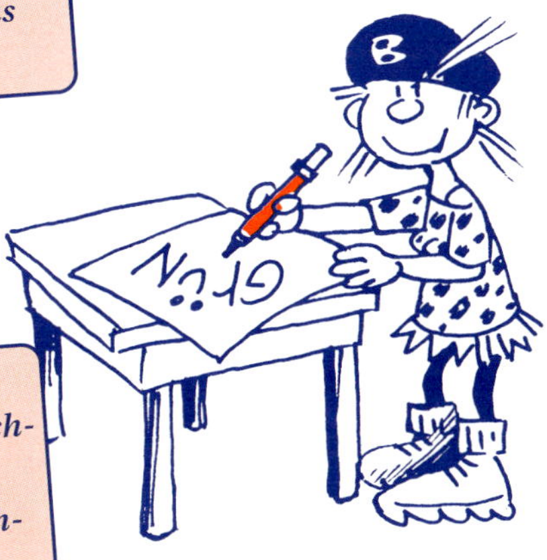

Alles Farbe oder was?

Die Schwingungen einer Farbe sollen unsere Gefühle beeinflussen. Schon wer seinen Entspannungstee aus einer grünen oder blauen Tasse trinkt, tankt auf – und zwar beruhigende Farbenergie. Kräutertees, die in farbiger Verpackung angeboten werden, zielen auf spontanes Auswählen ab, das genau die momentane Stimmung treffen soll. Selbst Kosmetikfirmen setzen auf die Magie der Farben. So sollen Cremes in Grün die Problemhaut Jugendlicher harmonisieren. Wer in orangefarbenes Badewasser eintaucht, spürt seine belebende Wirkung, blaues kann auf Dauer nervös machen, in schlimmeren Fällen sogar aggressive Stimmung auslösen. Also lieber ab ins Grüne oder an die blaue See. Räumlichkeiten mit hellen Wänden und karger Einrichtung, die Klarheit und Stille ausstrahlen, sind ideal zum Meditieren.

Baden nach Farben

Farbbäder sind Seelen-Highlights aus der Flasche: Gelb wirkt anregend, Grün und Blau beruhigend, Orange macht selbstsicher und gesellig, Rot mutig und spontan. Auch gegen das Grau(en) am Morgen lässt sich was tun: Grasgrünes Duschgel stimmt großzügig und harmonisch, Bodylotion im orangen Flakon fördert konstruktive Gedanken und Freude.

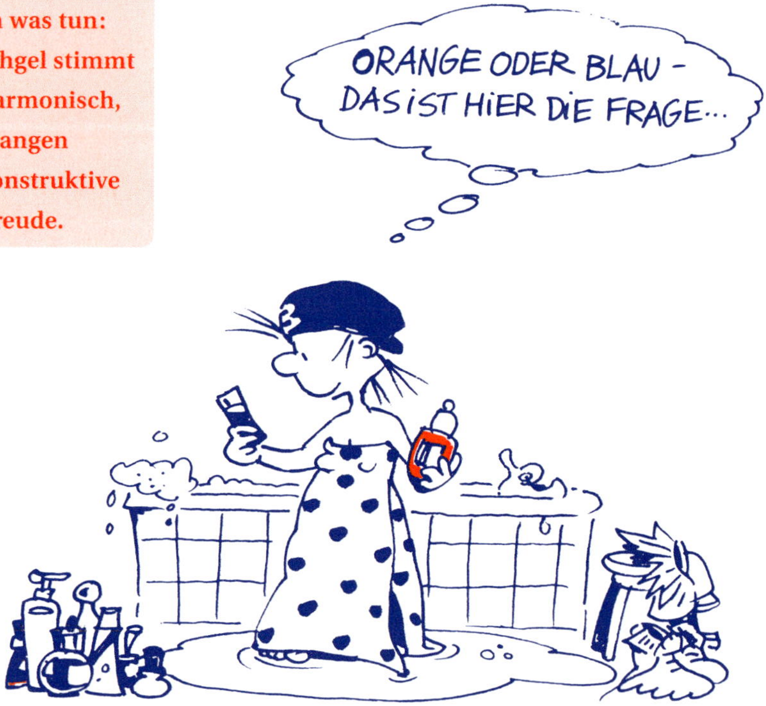

Winterblues adieu!

Werden im Herbst die Tage allmählich kürzer, bildet der Körper mehr müde machendes Serotonin und weniger aufputschendes Adrenalin. Und schon ist er da, der Winterblues. Mit Farbbrillen in den tollsten Regenbogenfarben kann man wieder Energien tanken. Wer zum Beispiel durch eine Brille mit gelben Gläsern blickt, kommt schneller auf gute Ideen.

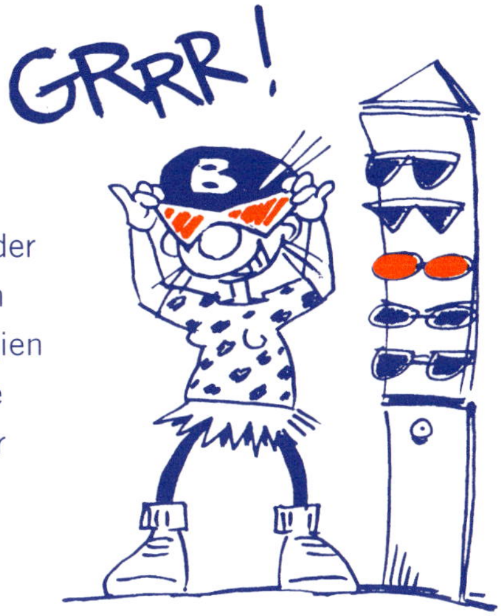

Farbe statt Süßes

Albtraumhafte Begleiterscheinung des Winterblues sind kleine Speckröllchen. Denn die perfekten Seelentröster für Depressionen und schlechte Laune sind Leibspeisen und Süßigkeiten! Doch setz beim Essen lieber auf Farbe statt auf Süßes: Orangen, Mandarinen, Rotkohl und Spinat versorgen den Körper bei jedem Bissen mit Farbenergie, bringen Sauerstoff ins Blut und mildern lästige Fettpolster.

Die richtige Optik

Wasser regt den Fettstoffwechsel an. Es wirkt außerdem positiv auf die Sinne – wenn es aus farbigen Gläsern getrunken wird.

Farblichttherapie

Nicht nur Stimmungen, sondern auch ernste seelische und körperliche Störungen lassen sich mit Farben beeinflussen. Bei der Farblichttherapie werden die Farben des sichtbaren Spektrums gezielt eingesetzt. Grün zum Beispiel stärkt das Immunsystem, kalte Blaulichtbestrahlungen wirken entzündungshemmend.

➔ Experten haben festgestellt:
Sich mit farbigem Licht gezielt bestrahlen zu lassen, verfehlt seine Wirkung nicht, wenn man die Farbe spontan nach der momentanen Stimmung auswählt. Viele Saunen, Frisörsalons, ja sogar Arztpraxen arbeiten erfolgreich mit Farblichttherapie.

Test

Wie findest du deine Seelenfarbe?

Folgender Test verrät dir, welche Farbe deiner Seele und deinem Charakter entspricht.

1) Dein Freund oder deine Freundin überrascht dich mit einem besonders ausgefallenen Geschenk. Was ist dein erster Gedanke?

a) Super! Ich liebe ausgefallene Geschenke. Das ist genau meine Geschmacksrichtung.

b) Was würde ihm/ihr wohl als Geschenk gefallen?

c) Habe ich etwa meinen eigenen Geburtstag vergessen?

d) Was hat der/die bloß wieder angestellt?

2) Du gehst Shoppen und die Verkäuferin empfiehlt dir ein brandneues Produkt. Wie reagierst du?

a) Was für eine Frage, ich probiere es natürlich aus!

b) Ich schaue mir das Produkt genau an und überlege, ob ich es wirklich brauche.

c) Es kommt immer darauf an, wie viel Geld ich schon ausgegeben habe.

d) Warum nicht, wenn mich das Produkt überzeugt!?

3) Du hast Lust auf einen neuen Lippenstift. Wie wählst du ihn aus?

a) Ich kaufe natürlich die coolste Farbe.

b) Ich lasse mich gerne beraten.

c) Ich erkundige mich erst mal nach den Pflegeeigenschaften.

d) Ich wähle genau die Kontrastfarbe zu dem Lippenstift, den ich vorher getragen habe.

4) Du möchtest deinem Freund/deiner Freundin Parfüm zum Geburtstag schenken. Wie wählst du das Präsent aus?

a) Der aktuelle Duft, der mir am besten gefällt.

b) Eine Serie aus einer Duftrichtung.

c) Sein/ihr Lieblingsduft.

d) Das Parfüm, das ich am liebsten an ihm/ihr mag.

5) Welche Neuheiten würdest du dir kaufen, wenn Geld keine Rolle spielte?

a) Ich wähle immer das Interessanteste, das neu auf dem Markt ist.
b) Ich stehe auf gute und bewährte Produkte und wechsle eher selten.
c) Ich bin der volle Trendsetter und stehe auf alles Neue.
d) Ich kaufe mal Neues, mal Bewährtes – je nach Lust und Laune.

Auflösung:

Der am häufigsten angekreuzte Buchstabe steht für deine Seelenfarbe. Diese muss nicht unbedingt mit deiner Lieblingsfarbe übereinstimmen. Hast du zweimal den gleichen Wert, bist du offen für viele Möglichkeiten.

Typ A: der Powertyp

Die Farbe Rot steht für Anziehungskraft und Abenteuer. Du identifizierst dich mit dem Feuer und verbrennst dir lieber die Finger, als vorsichtig abzuwarten. Lockt ein Abenteuer, bist du dabei! Durch deine Ausstrahlung wirkst du faszinierend auf andere Menschen. Rot ist auch die Farbe des Stolzes, deshalb passt ein fairer Grün-Typ besonders gut zu dir.

Typ B: die Gerechte

Die Farbe Blau steht für ausgleichende Gerechtigkeit und „Kampf dem Chaos". Blau-Typen sorgen für Harmonie und Ausgeglichenheit. Sie sind die besten Freunde, die man sich wünschen kann und volle Team-Spieler. Da Blau auch für Melancholie steht, ist der ideale Partner ein optimistischer Gelb-Typ.

Typ C: die Gelassene

Die Freiheitsfarbe Grün steht für Gelassenheit und Ruhe. Grün-Typen stehen mit beiden Beinen auf festem Boden und holen Träumer in die Realität zurück. Sie bezaubern statt zu berauschen, sind mutig, aber nicht übermütig. Lebhafte Rot-Typen sind die idealen Freunde.

Typ D: die Kreative

Die Sonnenfarbe Gelb steht für Kreativität, Optimismus und Lebenslust. Du kämpfst mit voller Überzeugung gegen Durchschnittlichkeit und schwimmst gerne gegen den Strom. Gelb signalisiert hohe Sensibilität für den eigenen Wert und ist auch eine Warnfarbe. Ideal sind Freunde und Freundinnen, die dem ausgleichenden Blau-Typ entsprechen.

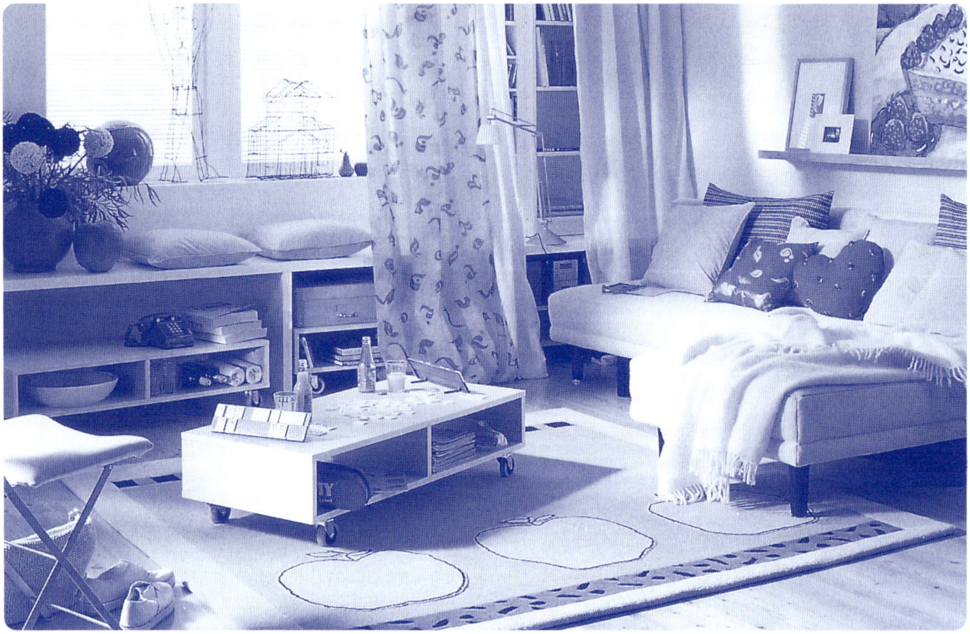

Raumharmonie: Feng Shui

Feng Shui bezeichnet die Wissenschaft vom Leben in Harmonie mit der Umgebung. Durch bestimmte Prinzipien der Wohngestaltung wird das zwischenmenschliche Miteinander verbessert, das Lebensglück gefördert und Erfolg angelockt. Diese Lehre kommt ursprünglich aus China, wo man beim Bau von Häusern, ganzen Städten, ja sogar bei der Bestattung der Toten seit Jahrhunderten auf bestimmte Architekturprinzipien der Lage, Ausrichtung und Form achtet. Nun erobert diese Lehre auch den Westen. Besondere Aufmerksamkeit gilt dabei den Naturgesetzmäßigkeiten, z. B. dem Lauf der Jahreszeiten und dem Sonnenstand.

Energie-Balance

Energien, die unser ganzes Leben bestimmen, werden bei Feng Shui ausgeglichen. Hindernde, blockierende Energien werden umgeleitet oder entfernt – unterstützende, fördernde, verstärkt. Der Lebensbereich wird so gestaltet, dass jeder Platz Wohlbehagen vermittelt. Dazu muss man keine Wände einreißen oder Räume umbauen, sondern das Vorhandene anhand grundlegender energetischer Prinzipien, dem Chi und dem Sha, aufarbeiten.

Chi und Sha – Nutzen und Schaden

Chi ist die Lebenskraft der Natur, die bei Feng Shui genutzt wird. Sie ist positiv und gut, sie ist der kosmische Atem, der das Gleichgewicht zwischen Mensch, Erde und Himmel herstellt. Chi bringt Glück, Gesundheit und Wohlstand. Die positive Energie lässt sich zum Beispiel durch einen Garten mit Springbrunnen, durch Pflanzen, harmonische Farben und weiche Formen im Haus, durch viel Tageslicht, frische Luft, freie Wege und Naturmineralien anziehen. Sha, das Gegenteil von Chi, ist überall da, wo Dunkelheit, schlechte Luft, Enge, scharfe Kanten, Hindernisse, Verfall, aber auch kerzengerade Wege sind. Diese schlechte Energie gilt es zu verbannen.

Glück & Erfolg anziehen

Chi liebt: schöne Bilder, Blumen, gewundene Wege, warmes Licht, fließendes Wasser, frische Luft, die Farben Rot, Orange, Gelb, großblumige Muster.
Chi hasst: lange, schmale Wege, gegenüberliegende Türen und Fenster, kalte Farben, dunkle Bereiche und kantige Ecken.

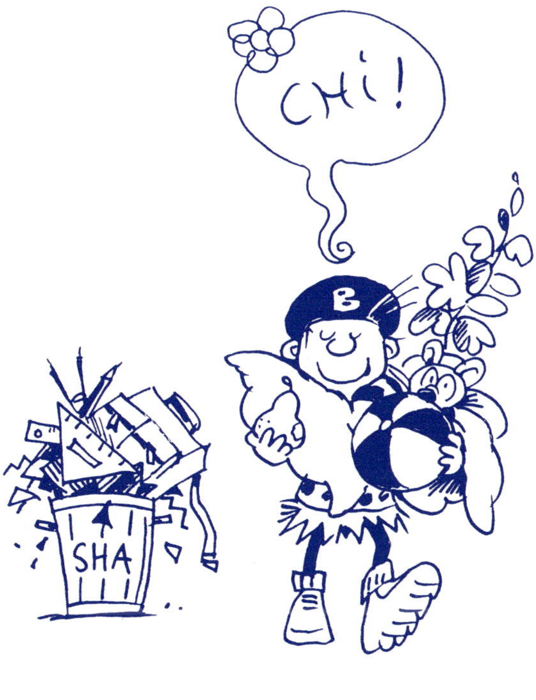

Feng Shui für die Liebe

Wusstest du, dass sich das Wohnumfeld auf die Liebesbeziehung auswirken kann? Nein? Dann findest du hier die besten Feng-Shui-Tipps für Liebesglück und Harmonie ...

- Blumen und Pflanzen – raus aus dem Schlafzimmer. Sie können negative Energien auf Beziehungen lenken. Zum Element Holz gehörend, symbolisieren sie die Yang-Energie, die für Unstimmigkeiten zwischen den Partnern verantwortlich ist. Narzissen und Pfingstrosen sind eine Ausnahme.

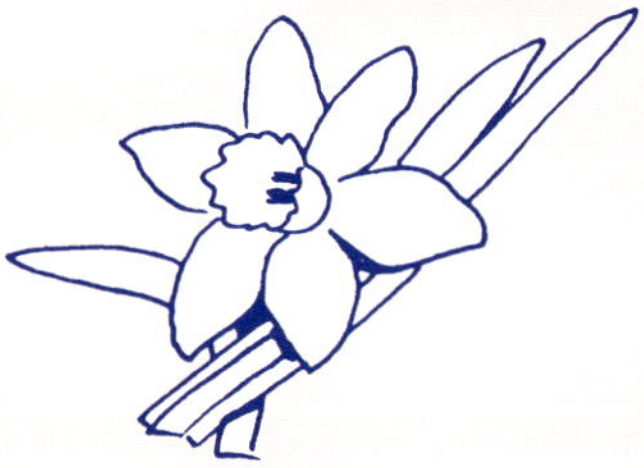

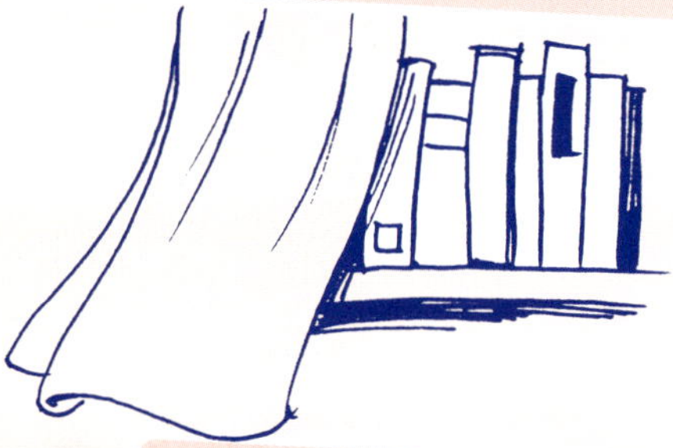

- Vorstehende Kanten und Ecken setzen ungünstige Energien frei, die Beziehungsstress fördern können. Offene Bücherregale können nach der Feng-Shui-Lehre zu Missverständnissen, bis hin zur Trennung, führen. Also: Schranktüren schließen, offene Regale mit einem Vorhang abhängen.

- Gelbe und rote Kerzen sind tolle Energiespender für die Liebe. Optimal: eine Wasserschale mit gelben oder roten Schwimmkerzen bei Vollmond aufstellen. Dazu gibst du sieben unterschiedliche Halbedelsteine, ein Stück „lebendiges Holz“ (z. B. frisch gepflückte Blumen) und ein symbolisches Goldstück. Damit hast du die fünf Elemente – Feuer, Wasser, Holz, Metall und Erde – vereint und das Liebes-Chi kann fließen.

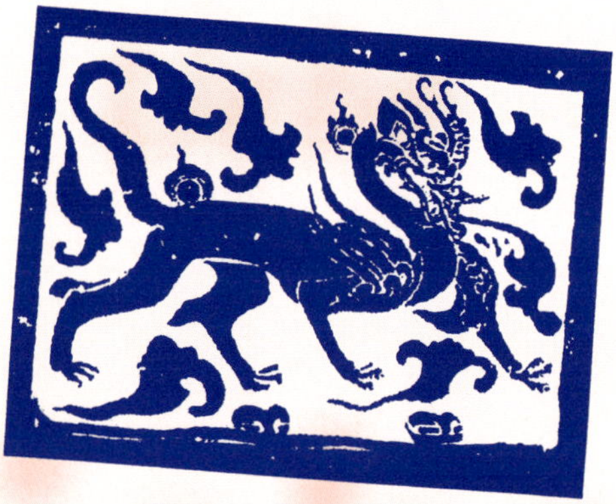

- Das Drachensymbol (als Statue oder Bild) begünstigt das Liebesglück – vor allem bei Single-Girls. In den Raum gestellt, lockt es das männliche Chi an, sorgt durch seine Yang-Energie für einen Ausgleich zum Yin-Überschuss und wirkt so positiv auf das Liebesfeeling.

Aromen: Duft-Doping

Ansprechende Düfte verändern unsere Stimmung auf geheimnisvolle Weise – wir werden happy, romantisch oder fühlen uns verzaubert. Andere Gerüche wirken beruhigend – ganz ohne Nebenwirkungen. Die Welt der Düfte ist ein Buch mit sieben Siegeln. Düfte wirken direkt auf das limbische System im Gehirn. Dieses verarbeitet Gerüche unmittelbar – ohne Kontrolle durch das Großhirn – und steuert zusätzlich wichtige Körperaktivitäten wie Sexualverhalten, Stressverarbeitung und Immunabwehr. Daher kann man mit bestimmten Düften gezielt „Stimmung machen“. Dies nutzt man bei der Aromatherapie, der heilsamen Wirkung der Pflanzendüfte. Verwendet werden dabei etwa 300 ätherische Öle aus Blüten, Blättern, Schalen und Hölzern, die auf Körper und Psyche in ganz bestimmter Weise wirken.

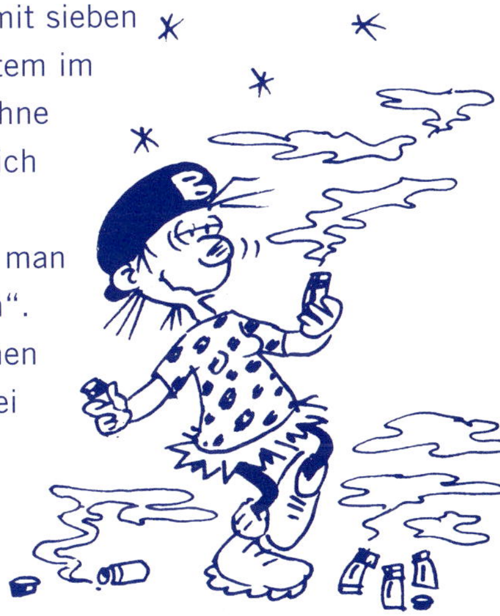

Entspannt und schlau

Düfte können viel: Fantastische Relaxer sind Melisse, Rosmarin, Neroli, Bergamotte, Lemongrass und Lavendel. Wer im Hormontief steckt, schnuppert am besten an Rosenöl. Die Kreativität soll Veilchenduft fördern.
Angenehme Düfte beeinflussen nicht nur die Laune, sondern machen sogar klüger: Jasmin und Pfefferminz erhöhen die Wachsamkeit, Blumenduft steigert die Merkfähigkeit, Apfel und Gurke sind gut gegen Prüfungspanik und andere Ängste.
Besonders wirksam ist es, den ganzen Raum in eine Duft-Oase zu verzaubern – entweder mit Räucherstäbchen, Raumsprays oder einer Duftlampe.

→ Wusstest du, dass ein Mensch schon vor der Geburt mehr als 10 000 verschiedene Düfte unterscheiden kann? Ungefähr 23 000-mal atmen wir am Tag ein, senden Düfte aus der Luft ans Gehirn, das sie mit sechs Millionen Geruchsrezeptorzellen in Empfang nimmt.

Schnupper dich gesund

Flowerpower wirkt nicht nur auf die Seele, sondern hilft auch bei körperlichen Zipperlein: Kiefernadel entspannt müde Muskeln und schwere Glieder. Rosenduft sorgt für einen gesunden Teint. Lavendel hilft gegen Menstruationsbeschwerden und heilt kleine Hautverletzungen, Zimt wirkt bei Erkältungen und Orange bei Magenproblemen. Mit Bananenduft purzeln die Pfunde – er zügelt den Appetit.

Ätherische Öle
bekommt man meist als Konzentrat in kleinen Fläschchen. Achte beim Kauf darauf, dass es sich um 100 % reine Öle handelt. Billigöle oder Verschnitte, meist als „naturidentisch" oder „Duftöl" bezeichnet, können nicht die gewünschte Wirkung erzielen. Zum Verdampfen in der Aromalampe genügen drei bis fünf Tropfen auf eine Schale Wasser. Die Lampe höchstens zwei Stunden brennen lassen.

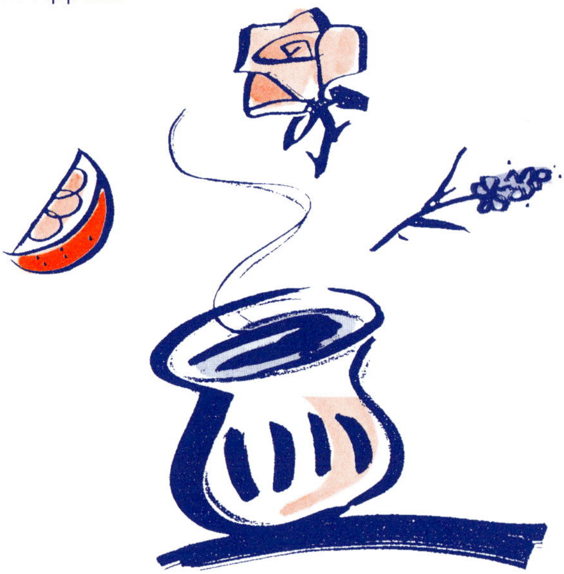

Die Magie des Parfüms

Voll dufte oder voll daneben? Parfüm kann ein tolles Geschenk für andere oder für dich selbst sein. Aber nur, wenn der Duft wirklich passt! Jeder hat seine Favoriten, die instinktiv ausgewählt werden und kaum beeinflussbar sind.

➔ ***Duftkerzen & Co. verbessern im Nu jedes Raumklima, duften dezent und lecker nach Vanille, Schokolade oder verwandeln dein Zimmer dank Rosenduft in ein wahres Blumenmeer.***

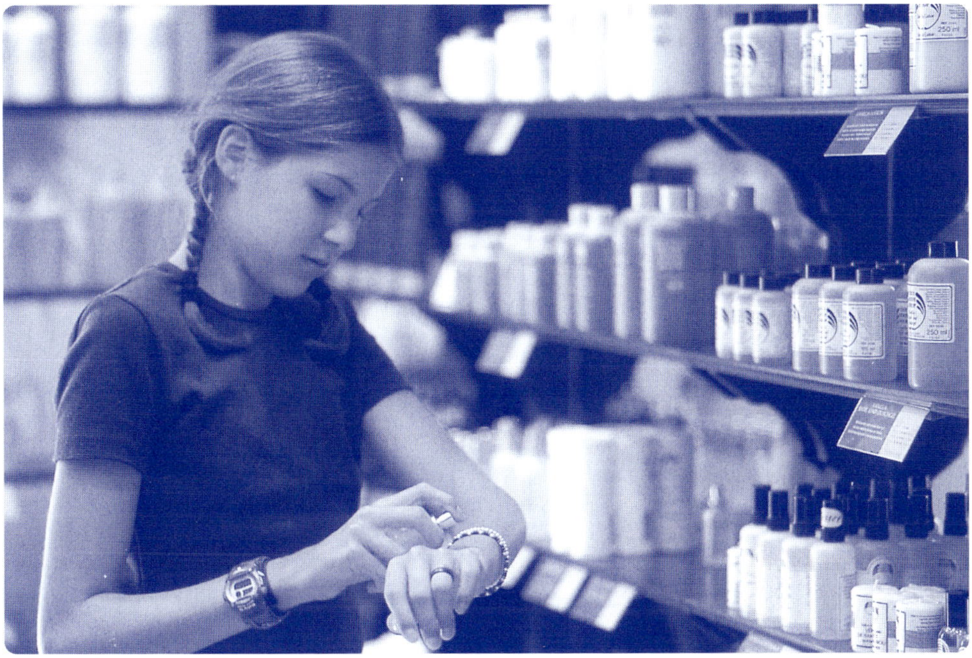

Düfte lösen nicht nur Gefühle aus, sondern wecken auch Erinnerungen. Ein „Duftgedächtnis“ ist nicht angeboren. Es wird in den ersten Lebensjahren durch vielerlei „Dufterlebnisse“ erworben und spiegelt die Persönlichkeit wider.

Parfümeure setzen bei ihren Duftkreationen voll auf das Zusammenspiel von Geruch und Gefühl. Beim Mischen stellen sie sich einen bestimmten Frauentyp vor, den sie ansprechen wollen. Bei Zitronenduft denkt man an Frische und Gesundheit – super für Wellness-Fans. Blumen erinnern an Sommerwiesen, verführen zum Träumen – wunderbar für Romantikerinnen. Das kraftvolle Aroma sonnengereifter Früchte ist das Richtige für Power-Girls. Vanille und Zimt duften nach Plätzchen – das vermittelt Geborgenheit. Moschus und Patchouli sind dem natürlich-sinnlichen Geruch der Haut ähnlich – aus diesem Grund spielen sie bei verführerischen Düften die Hauptrolle.

Schnupper-Zeit

Die beste Schnupper-Zeit ist entweder frühmorgens oder spätnachmittags. Den Duft immer direkt auf der Haut testen – am besten am Handgelenk, in der Armbeuge, im Nacken oder in der Kniekehle aufsprühen. Nie mehr als drei Parfüms auf einmal ausprobieren, sonst streikt die Nase.

Die Kraft der Steine

Das Leuchten, Glitzern und Funkeln der Edelsteine hat die Menschen schon immer in ihren Bann gezogen. Doch nur wenige Eingeweihte wussten um die wahren Kräfte der Schätze aus Mutter Erdes Schoß. Heute kommt das magische Wissen über Kristalle und Edelsteine wieder ans Licht und die Edelsteintherapie zählt mittlerweile neben den Bach-Blüten zu den beliebtesten alternativen Heilmethoden.

Edelsteine
entfalten ihre geheimnisvollen Kräfte nicht auf einer grobstofflichen, sondern auf einer feinstofflichen Ebene, zu der wir mit unserem normalen Alltagsbewusstsein nicht durchdringen. Daher kann es auch einen gewissen Zeitraum dauern, bis sich der Besitzer der Kraft seines Steins völlig öffnen kann.

Schwingende Energien

Edelsteine schenken Kraft, wirken heilend und relaxend. Dabei gilt es, den ganz persönlichen Stein zu finden, denn nicht jede Aura eines Menschen harmoniert mit dem Kraftfeld jedes Steins. Die Power der Steine tritt auf unterschiedliche Weise mit den Menschen in Verbindung – und wirkt nicht bei jedem gleich. Fühlst du dich zu einem Kristall oder Stein hingezogen, so kann es passieren, dass du mit seinem Energiefeld in einen speziellen Austausch trittst. Einfach ausgedrückt: Der Stein fängt an, mit dir zu „arbeiten“.

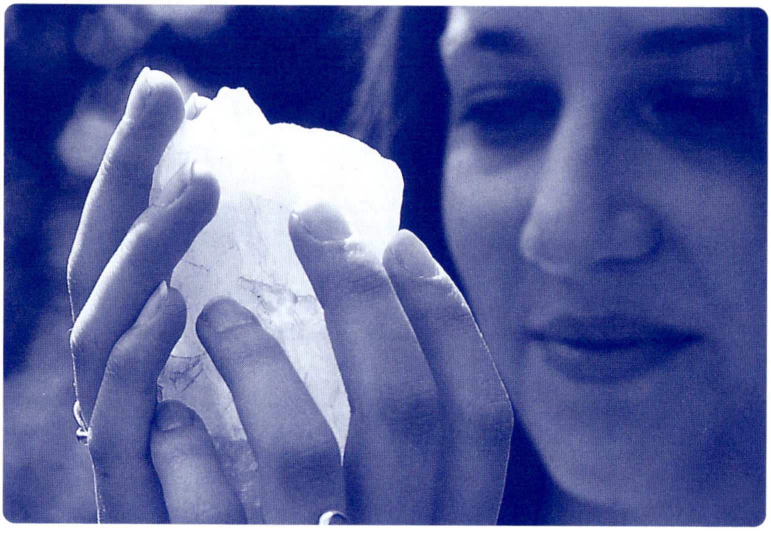

Wie Steine wirken

Achat
beruhigt in Stress-Situationen, schafft Gelassenheit und trägt zu intensiven menschlichen Begegnungen bei.

Amethyst
soll die Intuition verstärken und die Wahrnehmung schärfen.

Analcim-Katzenauge
ist ein großer Seelentröster bei Kummer und Herzschmerz.

Aquamarin
stabilisiert Emotionen, Körper und Geist und ist ein fantastischer Meditationsstein.

Bergkristall
ist ein echter Allrounder. Überall verbreitet er Harmonie und Liebe und hilft, die Lebenskraft zu stärken.

Basalt
macht entschlossen und kontaktfreudig.

Beryll
weckt die Kraftreserven in uns selbst, zwingt zu Entscheidungen und Taten.

Eisenkiesel
unterstützt den Energiefluss und löst negative Energien.

Fuchsit
Stress und Hektik haben mit ihm keine Chance. Er stabilisiert und wirkt beruhigend.

Jaspis
stärkt das Durchsetzungsvermögen und wirkt schützend und entgiftend.

Lapislazuli
hilft, die eigene Gedanken- und Gefühlswelt besser zu erkennen und eigene Ideen umzusetzen.

Rubin
verkörpert Liebe. Er fördert die Lust, stärkt die Toleranz und bringt neuen Schwung in die Beziehung.

Koralle
spiegelt die Tiefe, Ausdauer und Stille des Meeres wider. Sie hilft dem Körper, neue Energiereserven zu schaffen.

Türkis
wird in vielen Kulturen als heiliger Stein verehrt. Er schützt vor Neidern, Flüchen und schwarzer Magie.

Reinigungs-Ritual

Schon bevor du deinen Stein überhaupt erworben hast, war er vielen Energien ausgesetzt, die sich auch negativ bemerkbar machen können. Halte ihn, deine Hände zu einer Art Schale geformt, unter fließendes Wasser. Konzentriere dich auf ihn und überleg dir einen Spruch, mit dem du störende, negative Energie verbannst. Anschließend badest du ihn in Salzwasser und spülst ihn gründlich mit klarem Wasser ab. Die Reinigung nimmst du am besten nach jedem Gebrauch vor. Danach soll er frische, positive Energien auftanken. Je nach seiner Beschaffenheit geschieht das durch Sonnen- oder Mondlicht. Unter dem Einfluss dieses „kosmischen Lichts" lässt du ihn ein paar Stunden ruhen.

Stein-Programmierung

Was wünschst du dir von deinem Stein? Was erwartest du von ihm? Entscheide dich für eine deutliche Aussage, bei der du auch in Zukunft bleibst und „programmiere" deinen Stein damit. Leg ihn in ein Glasgefäß, vollständig mit Meersalz bedeckt. Er darf dabei jedoch nicht mit dem Glas in Berührung kommen. Das Gefäß wird mit einem seidenen Tuch abgedeckt und mit einem Einweckgummi verschlossen. Lass den Stein mindestens drei Tage bis zu einer Woche ruhen. Nach dieser Zeit wird er gründlich gereinigt und mit warmem Wasser abgespült. Der Stein ist nun dein ganz persönlicher Energiebringer.

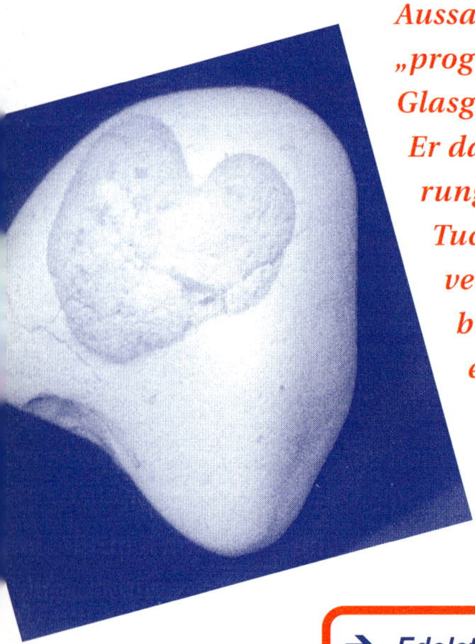

➔ *Edelsteine trägst du als Anhänger, Armband oder in der Tasche; du kannst sie in den Wohnraum stellen oder nachts unter dein Kopfkissen legen.*

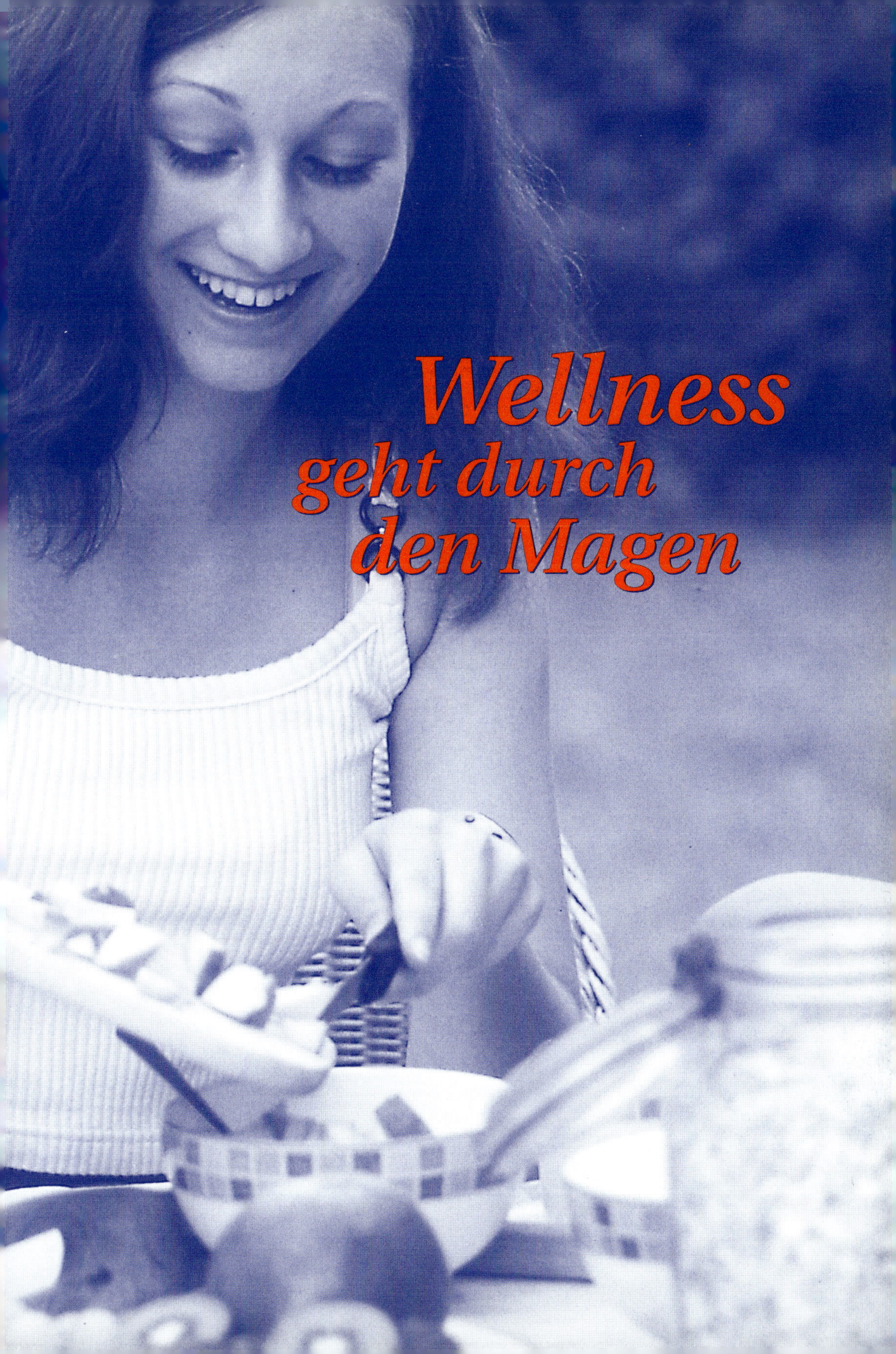
Wellness
geht durch
den Magen

Wellness-Food macht stressresistent und tut einiges für die Schönheit. Wer ein paar Grundsätze beachtet, hat keine Mühe, sich im Alltag gesund und ausgewogen zu ernähren. Gefragt ist keine Verzichtsideologie – ganz im Gegenteil! „Bewusst genießen“ lautet die Devise. Bau auf Vitamine und Mineralstoffe, die zum Beispiel in Obst, Gemüse und Vollkornprodukten enthalten sind – sie nähren Körper, Geist und Psyche. Und wenn du die typischen „Stimmungsmacher“ kennst, die in bestimmten Nahrungsmitteln stecken, hast du das richtige „Dope“ für manchen Durchhänger. Und dann gibt es da noch die Beauty-Vitamine ...

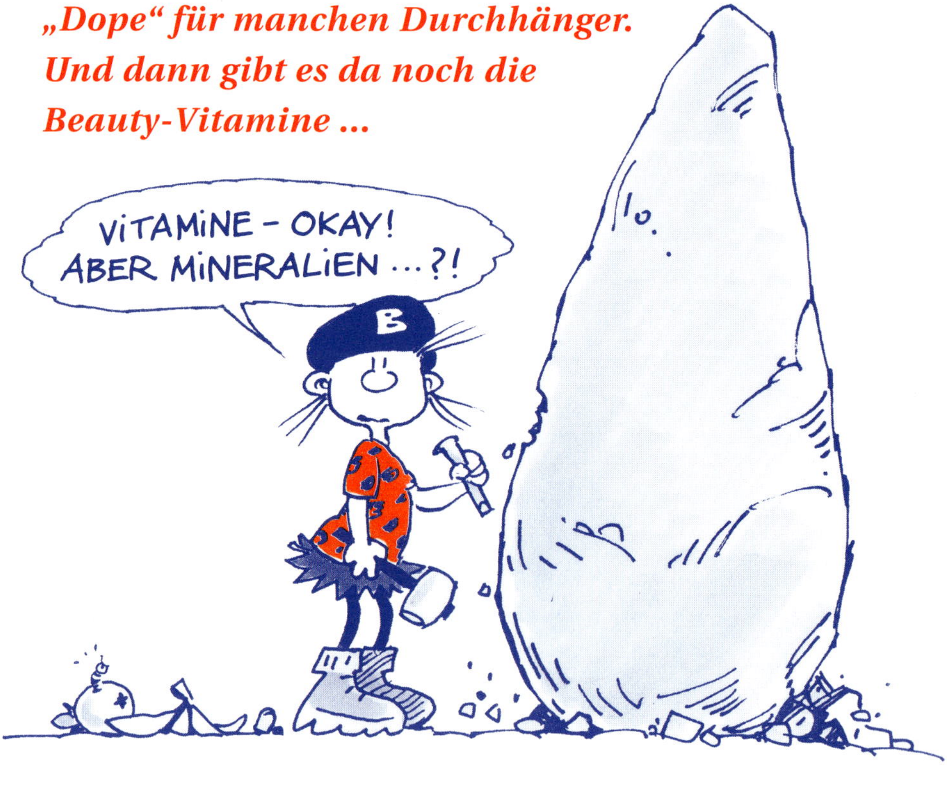

Stressresistent mit Energy-Food

Probier's aus! Wenn du viel um die Ohren hast, die nächste Prüfung bevorsteht und auch ansonsten alles drunter und drüber geht, leidet das Nervensystem. Die Folge sind Konzentrationsschwächen. Versuch, mit Energy-Food Stress und Zusatzbelastungen entgegenzuwirken.
Dauerhafte Helfer sind Vollkornprodukte, Gemüse, Hülsenfrüchte, Fisch, Geflügel, Bierhefe, Weizenkeime und Nüsse. Denn da steckt reichlich Magnesium, der „Stress-Blocker", drin. Erste Hilfe bringen auch Erdnüsse, Kürbis- oder Sonnenblumenkerne und Cashew-Nüsse.
Isst du in Stresszeiten außerdem Nudeln und gönnst dir als Dessert ein paar Stückchen Schokolade, bist du gut gewappnet. Beides ist für die Produktion von Serotonin, das Glückshormon, verantwortlich, das dich in gute Laune bringt und gelassener macht.
Tipp: Trink dazu magnesiumhaltiges Mineralwasser, das erfrischt und lässt dich einen kühlen Kopf behalten.

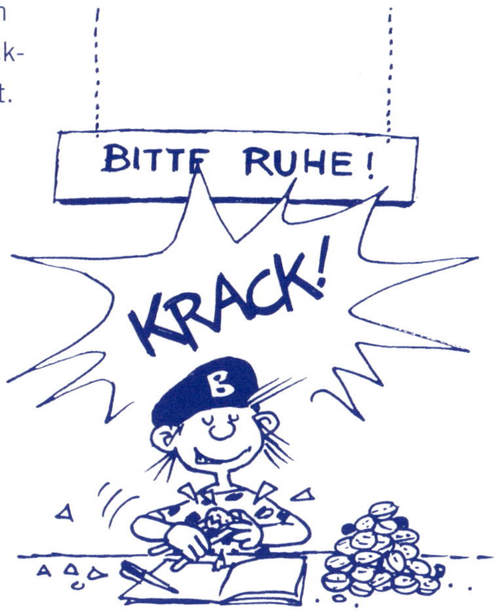

→ *Power für Kopf und Nerven*
Lieber mal zwischendurch was Kerniges knabbern, als sofort zu Süßem greifen: Nüsse sind wahre Powerpakete! Sie verhelfen zu starken Nerven und verschaffen das nötige Durchhaltevermögen beim Lernen, da sie die Konzentrationskraft fördern.

Mit allen Sinnen genießen

Wichtig ist nicht nur, was du isst, sondern auch, wie du isst. Wer von dem einen gar nichts, von dem anderen nur wenig – und das mit schlechtem Gewissen – nimmt, entwickelt schnell ein problematisches Essverhalten, das nicht fit, sondern nur krank macht. Wo ist da die Freude am Essen, das Genießen mit allen Sinnen geblieben? Lass dir die Freiheit der spontanen Gerichtewahl, ohne dabei an Kalorien und Figur zu denken und gleich unbewusst wieder Vorsichtsmaßnahmen zu ergreifen. Lern bewusst und mit Freude zu essen, dann tust du Körper und Seele Gutes.

Das Sättigungsgefühl

Schlingst du Speisen schlecht gekaut herunter oder kasteist dich ständig mit Hungerportionen, kommen die Geruchs- und Geschmackssensoren in Mund und Nase zu kurz und melden keine Sättigung. Auch die rhythmische Kontraktion des Magens, die für das Zerlegen der Nahrung in viele Einzelteile verantwortlich ist, trägt stark zum Sättigungsgefühl bei – aber nur wenn eine gewisse Nahrungsmenge zu verarbeiten ist. Positiver Effekt: Auf dem Weg des Essens vom Magen durch den Verdauungstrakt werden zahlreiche Glücksbotenstoffe aktiviert, die sofort an das Gehirn weitergegeben werden und das Hungergefühl auf null schalten.

Die Lust am Schlemmen

Wer bewusst mit allen Sinnen isst und auf die Signale seines Körpers hört, nimmt genau die Nährstoffe und Nahrungsmengen zu sich, die er braucht. Dann stellt sich auch das „Ich-bin-satt-Gefühl“ von selbst ein. Daher: Nimm dir Zeit zum Essen, richte dein Essen schön an, lass den Duft auf dich wirken, freu dich an den Farben der Nahrungsmittel. Alle Sinne essen mit – und geben ihr Wohlbefinden an das Gehirn weiter. So kommt das Gehirn gar nicht auf die Idee, sich unterversorgt zu fühlen und sofort wieder Heißhunger zu melden.

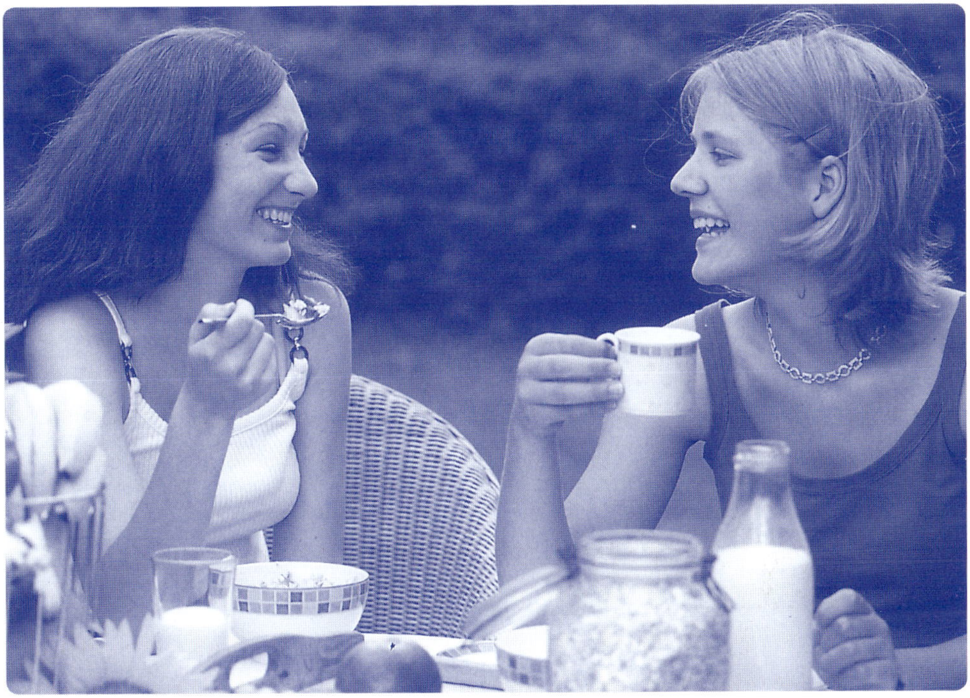

Vitamine – die Powerstoffe

Vitamine sind die Powerstoffe für mehr Energie; sie entschlacken und straffen die Figur. Nebenbei belohnen sie mit toller Haut, schönem Haar und einem strahlenden Aussehen. Allerdings ist es mit einer Orange am Tag nicht getan. Greifst du fünfmal am Tag zu Obst und Gemüse, verwöhnst du deinen Body mit Kraft, Beauty und Vitalität für das Gehirn.

Was du beim Vitamin-Kick beachten solltest:

- Jede Verarbeitung von Obst und Gemüse verringert den Vitamingehalt. Iss deshalb Obst und Gemüse so oft wie möglich roh und sofort nach dem Aufschneiden.
- Wähl Obst und Gemüse entsprechend der Jahreszeit. Dann ist der Vitamingehalt am höchsten.
- Greif öfter zu heimischen Obst- und Gemüsevarianten. Exotische Obstsorten werden oft unreif geerntet und haben weniger Vitamine.

Vitamin-Check

Brain-Vitamine	
Vitamin B_1	steigert die Leistungsfähigkeit und stärkt die Nerven. Bist du schlapp und ausgepowert, bekommst du deinen Durchhänger mit diesem Vitamin schnell wieder in den Griff. Es ist enthalten in Erbsen, Mais, Milch, Reis, Hefe, Nüssen und Vollkornweizen.
Vitamin K	hält den Kopf fit. In Stresszeiten, wie z. B. in Prüfungssituationen, ist es besonders wichtig, da es auch die Konzentrationsfähigkeit steigert. Du findest es in Sojabohnen und grünem Salat.
Folsäure	ist eine dem Vitamin-B-Komplex zugehörige Substanz, die für die Nerven und die Gehirnfunktionen verantwortlich ist. Folsäure trägt zur Zellerneuerung bei, stärkt die Nerven und erhöht die Reaktionsfähigkeit. Es steckt in dunkelgrünem Blattgemüse (z. B. Spinat), Mohrrüben, Kohl, Blattsalaten, Eiern, Avocados, Hefe, Nüssen, Milch, Käse, magerem Fleisch und Vollkornweizenmehl.

Body-Vitamine	
Vitamin B_5	– das „Schönheitsvitamin"; es sorgt für eine verbesserte Hautfeuchtigkeit und kräftiges Haar. Zusätzlich ist es für die Fettkontrolle zuständig, da es die Verdauung pusht. Es kommt vor in grünem Gemüse (Spinat und Brokkoli), Vollkornprodukten, Nüssen, Eiern, Fisch und magerem Fleisch.
Vitamin B_6	sorgt für gute Laune, da es an der Produktion des Glückshormons Serotonin beteiligt ist; außerdem stärkt es das Immunsystem und kurbelt den Stoffwechsel an. Enthalten ist es in Paprika, Hefe, Weizenkleie, Bananen, Kohl, Fisch, Soja, Milchprodukten und Nüssen.
Vitamin C	ist ein Muntermacher, der viele Stoffwechselvorgänge aktiviert und auch einen wichtigen Einfluss auf das Aussehen hat. Es strafft und glättet, da es das natürliche Abwehrsystem der Haut unterstützt. Es ist enthalten in Zitrusfrüchten, Bananen, Kiwis, Erbsen, Spinat, Blumenkohl, Tomaten und Kartoffeln.
Vitamin D	ist dafür verantwortlich, dass Kalzium in Knochen und Zähne eingebaut wird; es wird auch das Sportlervitamin genannt, da es für den Muskelaufbau und die Knochenbildung wichtig ist. Der tägliche Bedarf wird durch Milchprodukte, Fisch und Eier gedeckt.

Beauty-Vitamine	
Vitamin A	ist ein Schönheitselixier gegen schlappe Haut, für volles Haar und kräftige Zähne. Enthalten ist es in grünen (z. B. Grünkohl) und gelben (z. B. Möhren) Gemüsesorten, Eiern und Milchprodukten und orangefarbigem Obst (z. B. Aprikosen).
Vitamin B_2	ist besonders wichtig für die Hautregeneration und den Stoffwechsel; es kann Neurodermitis lindern und Cellulite vorbeugen. Es steckt in Pilzen, Blattsalaten, Käse, Hefe, Vollmilch, Jogurt, Quark, Soja, Brokkoli, Erbsen, Bohnen, Kartoffeln und Möhren.
Vitamin B_3	kurbelt Stoffwechsel und Blutzirkulation an; es unterstützt das Haarwachstum und wirkt gegen Cellulite. Es steckt in Avocados, Feigen, Erdnüssen, Weizenkleie, Fisch, Vollkornprodukten, Hülsenfrüchten, Naturreis und Geflügel.
Vitamin E	ist ein Super-Vitamin für die Haut, das für einen schönen Teint sorgt und beruhigend bei Hautreizungen, wie z. B. eine Sonnenallergie, wirkt. Vorhanden ist es in Eiern, Spinat, Hafer, Haselnüssen, Vollkorn, Soja, Weizenkeimöl und grünem Gemüse.
Vitamin H (Biotin)	ist geradezu der Stoff, aus dem Schönheit und gutes Aussehen stammen. Dieses Schönheitsvitamin regelt den Fettstoffwechsel, beugt Hautirritationen vor und trägt enorm zu einem schönen Haut- und Haarbild und festen Nägeln bei. Es steckt in Getreide, Kartoffeln, Eiern, Soja, Hefe, Tomaten, Kohlsorten, Naturreis, Nüssen, Milchprodukten und grünem Blattgemüse.

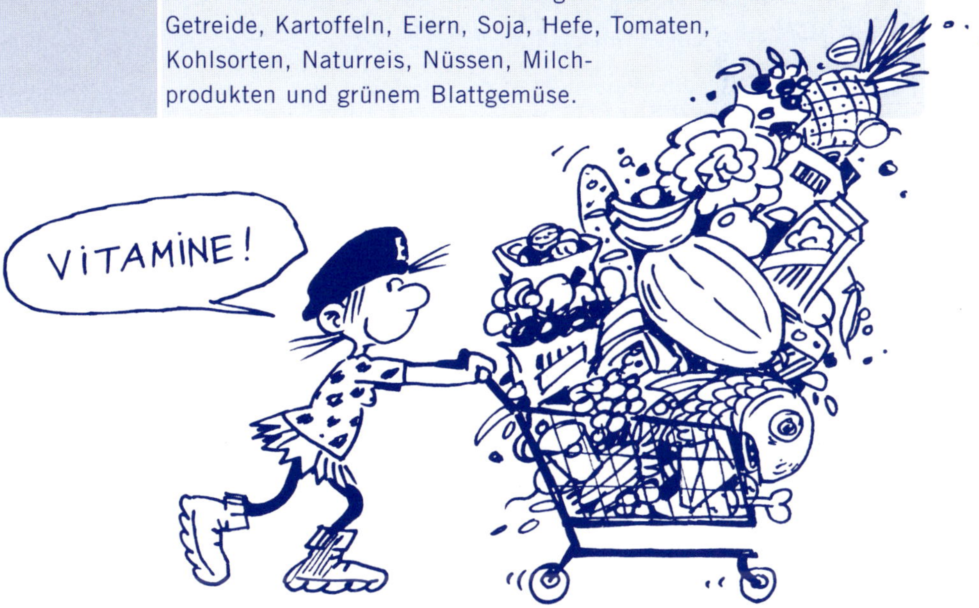

Schnelle Fitmacher

Erfrischende Fruchtcocktails und cremige Vitamindrinks sind nicht nur sehr gesund, sondern bringen schnelle Power, helfen gegen Leistungstiefs und machen nebenbei noch schön.

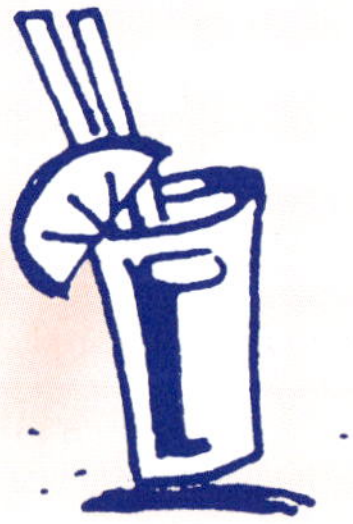

Säfte

Selbst gepresste Säfte sind vitaminreiche Frischekicks. Der Fruchtzucker liefert wertvolle Energie für das Gehirn. Ein Glas zum Frühstück – und du startest optimal in den Tag!

Sunshine-Drink – gesunder Stresskiller!

Das brauchst du:
1 Mango, 1 Orange, 1 Banane, Zitronensaft

So wird es gemacht:
Banane, Mango und Orangensaft in Stücke schneiden und mit dem Saft einer halben Zitrone in den Mixer geben. Alles auf höchster Stufe gut mixen, mit Wasser verflüssigen!

Frucht-Nuss-Mix – für Geistesblitze!

Das brauchst du:
6 Datteln (getrocknete vorher in etwas Wasser einweichen!), 1 Banane, 2 Aprikosen, 2 Äpfel, 2 TL gemahlene Haselnüsse

So wird es gemacht:
Datteln entkernen und vierteln, Banane, Aprikosen und Äpfel in Stücke schneiden und alles zusammen mit den Haselnüssen und ein bis zwei Tassen Wasser in den Mixer geben. Gut pürieren!

➔ Säfte nicht stehen lassen, sonst gehen wertvolle Vitamine verloren. Am besten gleich nach dem Pressen trinken!

Smoothies

Smoothies sind etwas dickflüssiger als Säfte und ein idealer Snack für zwischendurch. Diese Energy-Drinks machen in kürzester Zeit wieder fit und leistungsfähig.

Pfirsich-Smoothie

Das brauchst du:
$^1/_2$ Tasse probiotischer Vanille-Jogurt, $^1/_2$ Tasse Pfirsichscheiben, $^1/_2$ Banane, 1–2 TL Hefeflocken, $^1/_8$ Tasse Orangensaft, $^1/_2$ Tasse Eiswürfel

So wird es gemacht:
Alle Zutaten in den Mixer geben und pürieren. Mit frischen Früchten garnieren.

Jogurt-Soja-Smoothie

Das brauchst du:
1 Banane, 1/4 Tasse probiotischer Jogurt, 1/2 Tasse grüne Weintrauben (am besten kernlos), 1 1/2 Kiwi, 1/2 Tasse Wasser, 1/4 Tasse Sojamilch, 1 – 2 TL Honig

So wird es gemacht:
Alle Zutaten im Mixer gut pürieren und in Gläser füllen.

Erdbeer-Kiwi-Smoothie

Das brauchst du:
1 Banane, 1 Kiwi, 5 Erdbeeren, 1 1/2 Tassen Apfelsaft, 1 TL Honig

So wird es gemacht:
Banane und Kiwi in Stücke schneiden, in den Mixer geben, Erdbeeren, Apfelsaft und Honig zufügen. Alles dickflüssig pürieren!

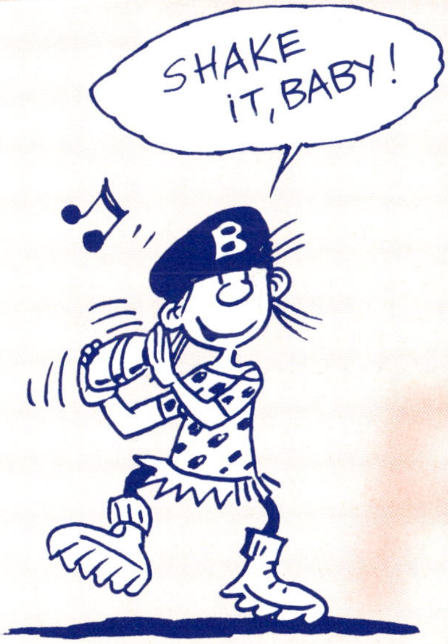

Shakes

Diese Powermischungen aus Obst und Milchprodukten bringen Abwechslung in den Trinkalltag. Sie enthalten reichlich Vitalstoffe, die der Schönheit zugute kommen. Leicht schaumig oder cremig dickflüssig, sind sie als Sattmacher hervorragend geeignet.

Zitrus-Jogurt-Mix

Das brauchst du:
2 Grapefruits, 2 Orangen, 300 g Naturjogurt, 2 TL Honig

So wird es gemacht:
Grapefruits und Orangen schälen und in Stücke schneiden. In den Mixer geben, Jogurt und Honig dazugeben, alles gut mixen.

Fit-Shake

Das brauchst du:
2 Orangen, 2 Bananen, 300 ml Buttermilch, 100 ml Karottensaft

So wird es gemacht:
Orangen und Bananen in Stücke schneiden, mit Buttermilch und Karottensaft im Mixer gut durchmischen.

➔ ***Molke oder Sojamilchprodukte gelten nach neuesten Erkenntnissen als wahre Schönmacher. Das liegt an ihrem hohen Anteil an Biostoffen. Teste selbst! Ersetz bei den Rezepten einfach Jogurt, Butter- oder normale Milch durch Molke und Sojamilch.***

Mood Food

Nicht nur die „Fitkost“ mit vielen Powerstoffen schafft Wellness, sondern auch „Mood Food“, das heißt Nahrungsmittel, die die Stimmung heben. Durch bestimmte Inhaltsstoffe haben sie direkten Einfluss auf die Psyche, wirken anregend und belebend. Verantwortlich dafür sind Neurotransmitter. Dies sind Botenstoffe, die an den Nervenenden freigesetzt werden, das Gehirn mit Informationen beliefern und dadurch bestimmte chemische Reaktionen auslösen. Sie beeinflussen das Schmerzempfinden, den Blutdruck und auch die Stimmung. Produziert werden sie aus den Grundstoffen, die in der Nahrung enthalten sind – daher kann man sie durch gezielte Nahrungsaufnahme beeinflussen. Und sie wirken schnell: Eine halbe Stunde nach dem Verzehr bestimmter Nahrungsmittel setzt die Wirkung ein!

Endorphine und Neuropeptide

Für die Ausgewogenheit der Seele sind auch Endorphine zuständig, so genannte Glückshormone. Sie können Wohlbefinden und freudige bis euphorische Gefühle hervorrufen. Andere Neuropeptide, die zu den Neurohormonen gehören und auf das Seelenleben Einfluss haben, wirken erregend. Sie regulieren den Ablauf der Emotionen, das Ess- und auch das Sexualverhalten. Reichlich enthalten sind diese Stoffe in Milchprodukten, Geflügel, Fisch, Fleisch, Nudeln, Honig, Bananen, Trockenfrüchten, Süßigkeiten, Schokolade und Vollkornprodukten.

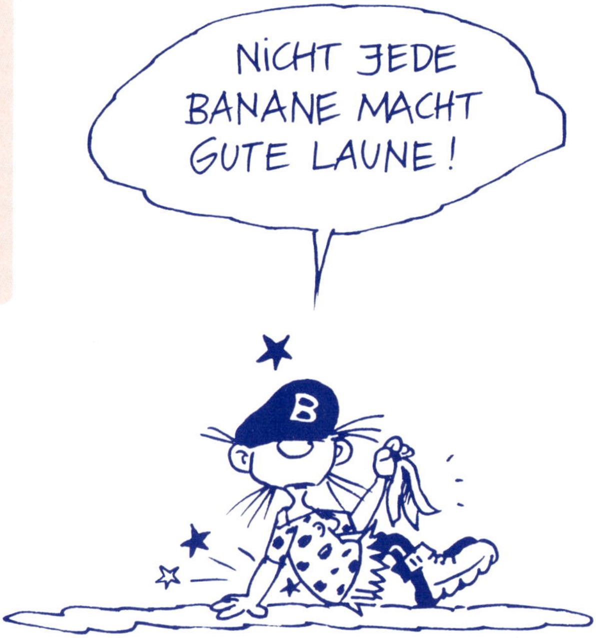

Die wichtigsten Neurotransmitter für gute Laune

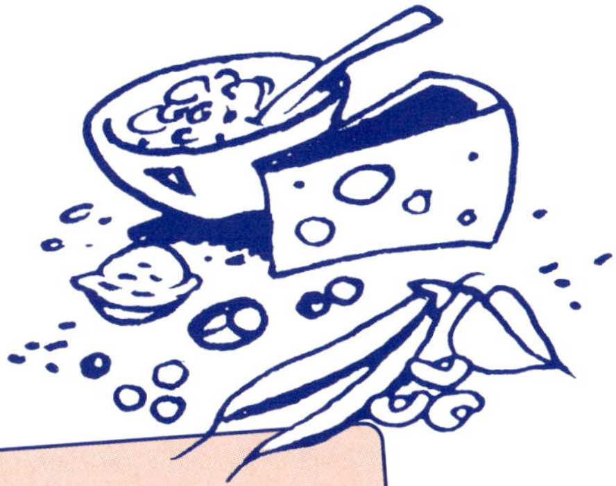

Acetylcholin
ist der mentale Fitmacher; er stärkt Konzentration, Lern- und Gedächtnisleistung und kommt vor in Käse, Eigelb, Haferflocken, Soja-Lecithin, Vollkornbrot, Nüssen, Weizenkeimen, Sesamsamen, Hülsenfrüchten, Bierhefe.

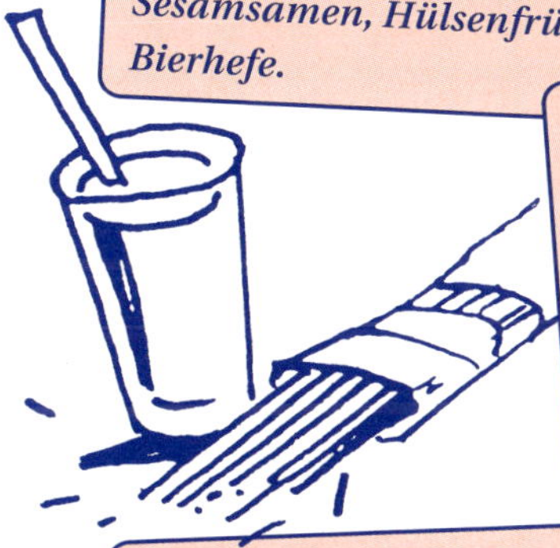

Dopamin
macht vital, aktiv und bringt emotional in beste Laune. Bei einem Mangel kann es zu Motivationsverlust und emotionaler Leere kommen. Dopamin kommt vor in Milch und Milchprodukten, Kartoffeln, Reis, Nudeln, Geflügel, Fisch, Käse und Eiern.

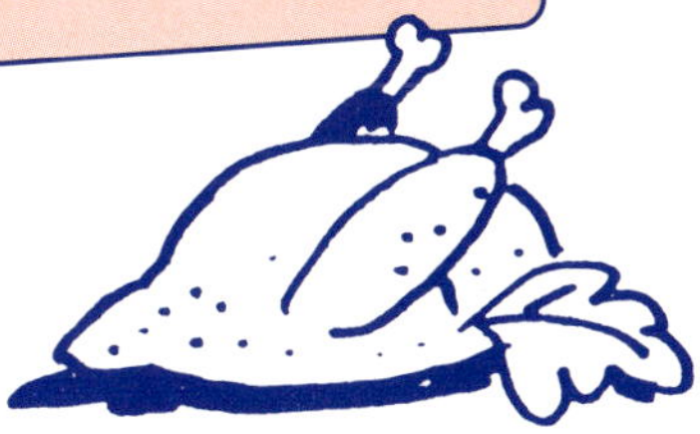

Noradrenalin
ist das Antidepressiva unter den Neurotransmittern. Es wirkt anregend auf das Gehirn, zusätzlich werden Energie, Motivation und Wahrnehmung gestärkt. Enthalten ist es in Fisch, Eiern, Geflügel, Milchprodukten, Fleisch, Vollkorngetreide, Spinat, Äpfeln, Hülsenfrüchten, Nüssen, Ananas, orangefarbigem Gemüse.

Serotonin
fördert die Entspannung, das Wohlgefühl und ist hauptsächlich für gute Laune zuständig. Enthalten ist es in Nudeln, Reis, Kartoffeln, Vollkornprodukten, Nüssen, Bananen, Ananas, Hülsenfrüchten, Schokolade, orangefarbigem Gemüse, Milchprodukten, Fisch und Geflügel.

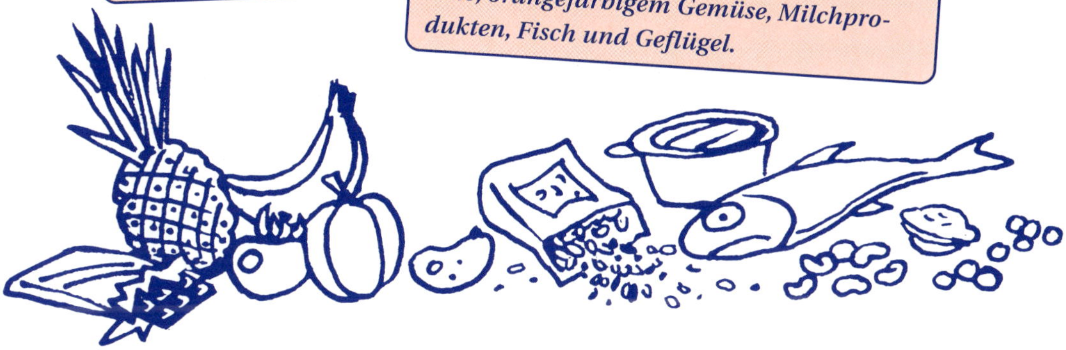

Pure Seelentröster

Wer kennt sie nicht – die süße Versuchung? Manchmal muss es einfach ein Stückchen Schokolade sein. Kein Problem, denn Süßes hebt nachweislich die Stimmung und weckt Glücksgefühle. Süße Sünden dürfen gelegentlich sein. Polst du dich ständig auf Verzicht, nimmst du dir sehr viel Lebensfreude und unwiderstehliche Gaumengenüsse. Bedenk jedoch: Nicht alles auf die Waagschale legen, aber insgesamt bei Süßigkeiten Maß halten. Dann stimmen die Laune und die Figur!

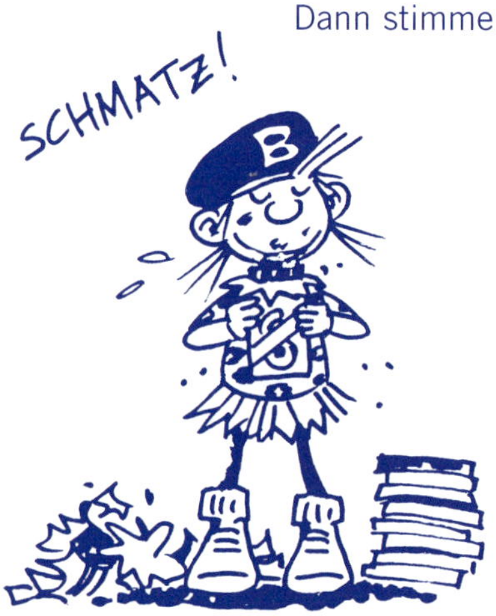

Für Schokoholics

Schokolade gehört zu den beliebtesten Seelentröstern. Aber Vorsicht! Isst du die ganze Tafel, wirst du ziemlich schnell müde und das Glücksgefühl wandelt sich in Frustlaune. Achte auch auf den Kakaoanteil der süßen Schokoriegel. Liegt dieser unter 60 Prozent, musst du für deine Glückseligkeit wesentlich mehr verputzen als bei einem Gegenstück mit höherem Kakaoanteil.

➔ *Für Naschkätzchen*
Genussvolles Sündigen bringt nach neuesten Studien neben dem Glückskick eine Stärkung des Immunsystems. Voraussetzung: Du darfst dabei kein schlechtes Gewissen haben.

Kraftvolles Früchtchen

Bananen schaffen nach wissenschaftlichen Erkenntnissen nicht nur gute Laune, sondern verleihen auch mehr Power als Energieriegel. Die Leistungssteigerung der Riegel hält nur kurz an, während Bananen durch ihre hohe Konzentration an natürlichem Zucker ein langfristiger Energielieferant sind.

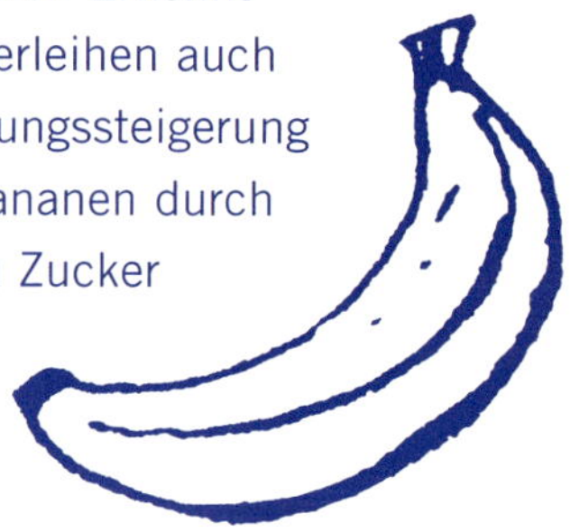

Iss dich schön!

Körperliche Vitalität, schöne Haut, feste Nägel und glänzende Haare tragen wesentlich zu einer tollen Ausstrahlung bei. Wichtige Aufbaustoffe für Haut, Haare und Nägel kannst du essen. Der Blutkreislauf transportiert die Nährstoffe genau dahin, wo sie gebraucht werden, und sorgt gleichzeitig für den Abtransport der Abbaustoffe zur Entgiftung. Je besser dieser Austausch funktioniert, umso strahlender wird das Aussehen.

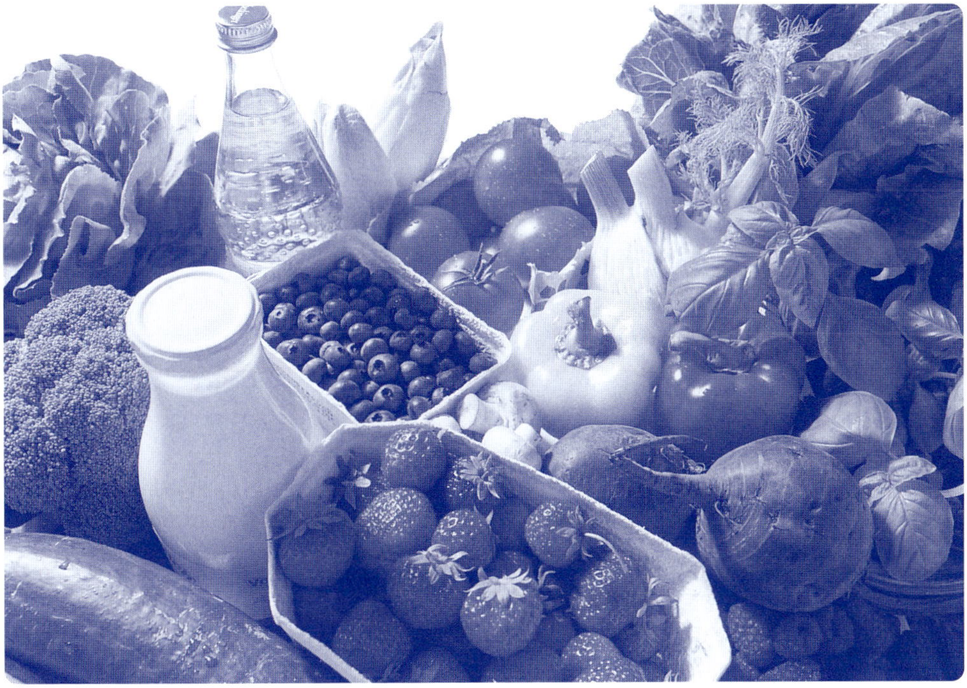

Schönheit von innen

Isst du schon morgens Vollkornprodukte, sorgen die darin enthaltenen Ballaststoffe für eine gute Darmflora und zugleich für eine reine, schöne Haut. Steht täglich frisches Obst und Gemüse auf deinem Speiseplan und knabberst du an Stelle von Süßigkeiten öfter Nüsse, Kerne oder Trockenobst, verbesserst du deinen Vitamin- und Mineralhaushalt entscheidend und sorgst so für glänzendes Haar, einen strahlenden Teint und gutes Aussehen.

Beauty-Food

Für die Schönheit sind neben Vitaminen vor allem Mineralstoffe von Bedeutung. Mineralstoffe, z. B. Kalzium, Kalium, Magnesium, Eisen, Fluor, sind lebenswichtige Substanzen für Knochen, Knorpel, Gelenke und Haut. Und auch die Spurenelemente, das sind Mineralien, die nur in ganz geringen Mengen vorhanden sind, wie z. B. Zink oder Selen, spielen für das Aussehen eine wichtige Rolle.

➔ *Schöner mit Wasser*
Etwa 60 Prozent unseres Körpers besteht aus Wasser. Trinkst du viel – empfohlen werden 1,5 bis 2 Liter pro Tag – arbeiten die Nieren beim Abtransport von Giftstoffen intensiver. Das zeigt sich vor allem an deiner Haut. Viel trinken macht sie straff und prall. Sinkt der Wassergehalt in der Haut, wird sie schlaff und ausgetrocknet.

Tipps & Info:

- Trink über den Tag verteilt mindestens 1,5 Liter und bevorzuge stilles Mineralwasser, um eine Übersäuerung durch zu viel Kohlensäure zu vermeiden.
- Besonders wichtig ist das Trinken, wenn du Sport treibst. Trinkst du zu wenig, verbrennst du nicht nur weniger Kalorien, sondern bist auch schneller erschöpft.
- Verzichte auf Limo- und Colagetränke – da steckt viel Zucker drin.

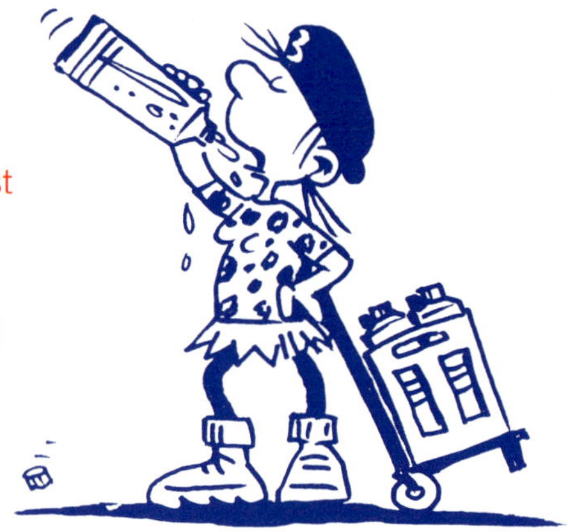

Die wichtigsten Schönmacher

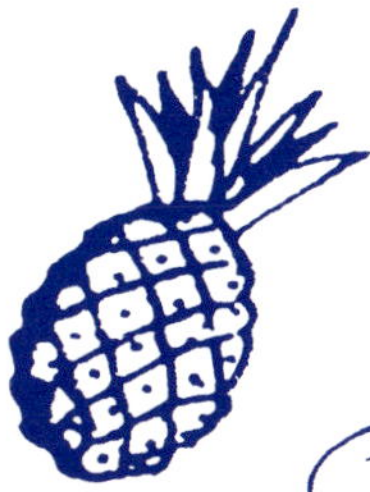

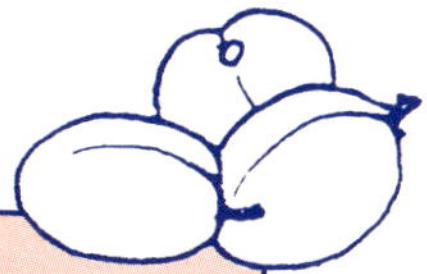

Ananas
Der in der Ananas enthaltene Wirkstoff Bromelin löst Verhärtungen im Bindegewebe und wirkt so gegen Cellulite.

Aprikosen
– egal ob frisch oder getrocknet – sind reich an B-Vitaminen und sorgen für eine zarte Haut.

Beeren
wie Himbeeren, Johannisbeeren oder Brombeeren enthalten reichlich Mineralstoffe und Vitamine, stärken das Bindegewebe und machen die Haut straff.

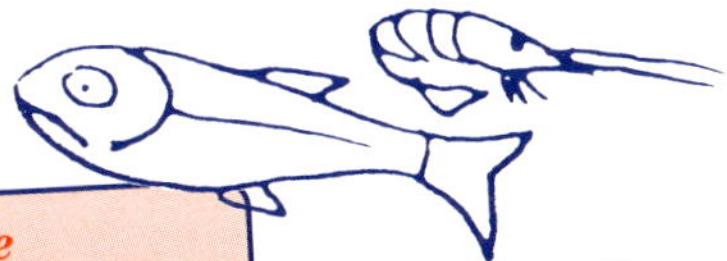

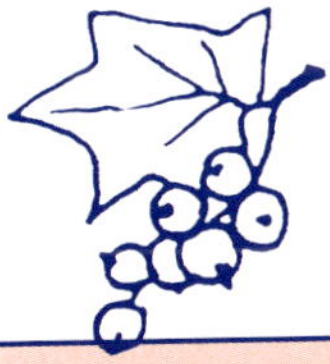

Fisch und Meeresfrüchte
sind reich an Mineralstoffen und Fettsäuren; sie regen die Durchblutung an.

Grünes Gemüse
wie Brokkoli, grüne Bohnen, Grünkohl oder Spinat sollten mehrmals in der Woche auf dem Speiseplan stehen. Der hohe Vitamingehalt bringt den Stoffwechsel der Hautzellen in Schwung.

Milch und Milchprodukte
enthalten viel Kalzium und Vitamin A und sind ein Muntermacher für die Haut.

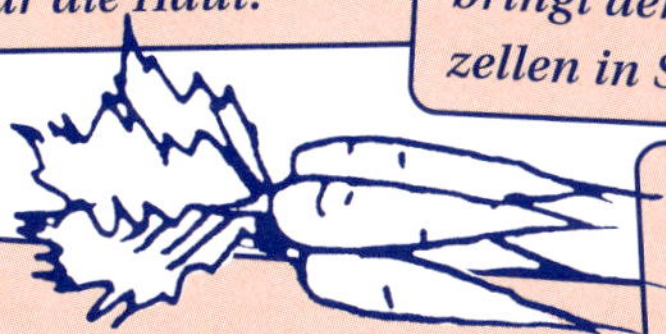

Hirse
ist ein Superkorn und enthält viel Kieselsäure, das Haar- und Nagelwachstum fördert.

Möhren
– da stecken viel Vitamin A und Beta-Karotin drin. Ein toller Fitmacher für die Haut und ideal zur Stärkung der Sehkraft.

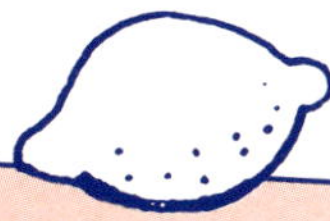

Vollkornprodukte
enthalten viele B-Vitamine und Mineralstoffe für eine schöne Haut, sorgen für eine gute Verdauung und stärken bei Schulstress auch noch die Nerven.

Zitrone
ist durch seinen hohen Vitamin-C-Gehalt ein wahres Gesundheits- und Schönheitselixier. Tipp: Den frisch gepressten Saft mit etwas Honig süßen.

Nährstoff-SOS

Treten kleine Schönheitsfehler wie unreine Haut oder brüchige Nägel auf, kann das ein Zeichen dafür sein, dass du deinem Organismus zu wenig Biostoffe zuführst.

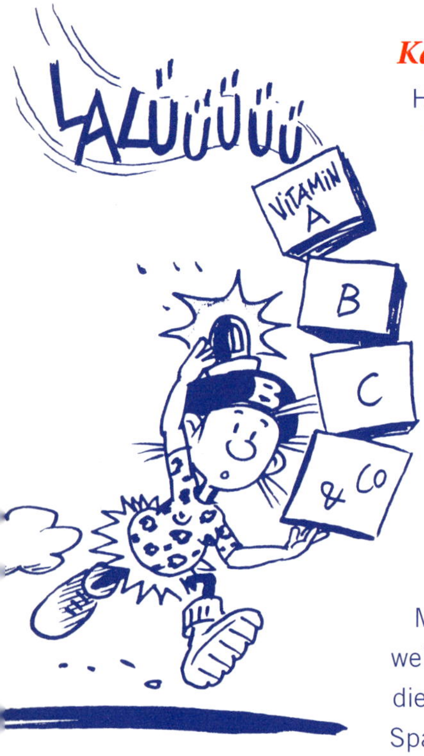

Kampf gegen Pickel

Hautunreinheiten kannst du mit Vitamin C und Vitamin A zu Leibe rücken, Zink fördert die Abheilung und hemmt Entzündungen. Isst du ballaststoffreich mit viel Obst und Gemüse, greifst öfter mal zu Fisch und schränkst den Konsum von Süßigkeiten und Fett ein, tut das deiner Haut gut.

Probleme mit den Nägeln

Wachsen die Nägel zu langsam, sind gedellt oder haben Längsrillen, fehlt dem Organismus eventuell Kalzium und Eisen. Bei brüchigen Nägeln besteht auch eine Unterversorgung mit Magnesium und Vitamin A. Zink schafft Abhilfe bei weißen Flecken und Querrillen. Aufbaunahrung für die Nägel ist Silizium (Kieselsäure), das in Brokkoli und Spargel vorkommt.

Powerstoffe für schönes Haar

Dünnes und glanzloses Haar wird durch Eiweiß aus magerem Fleisch und Fisch in Kombination mit Gemüse, Obst und Vollkornprodukten gestärkt. Schwefel, enthalten in Milch, Käse, Nüssen, Eiern, Fisch, Soja und Fleisch, sorgt für Glanz. Mineralstoffe, B-Vitamine und Spurenelemente wie Zink, Silizium, Kupfer und Magnesium sorgen allgemein für schönes und gesundes Haar.

Vitamine contra Cellulite

Vitamin C, Eiweiß und Zink tragen wesentlich zur Festigkeit des Bindegewebes bei. Wichtig ist außerdem, viel zu trinken, ausreichend zu schlafen und sich sportlich zu betätigen.

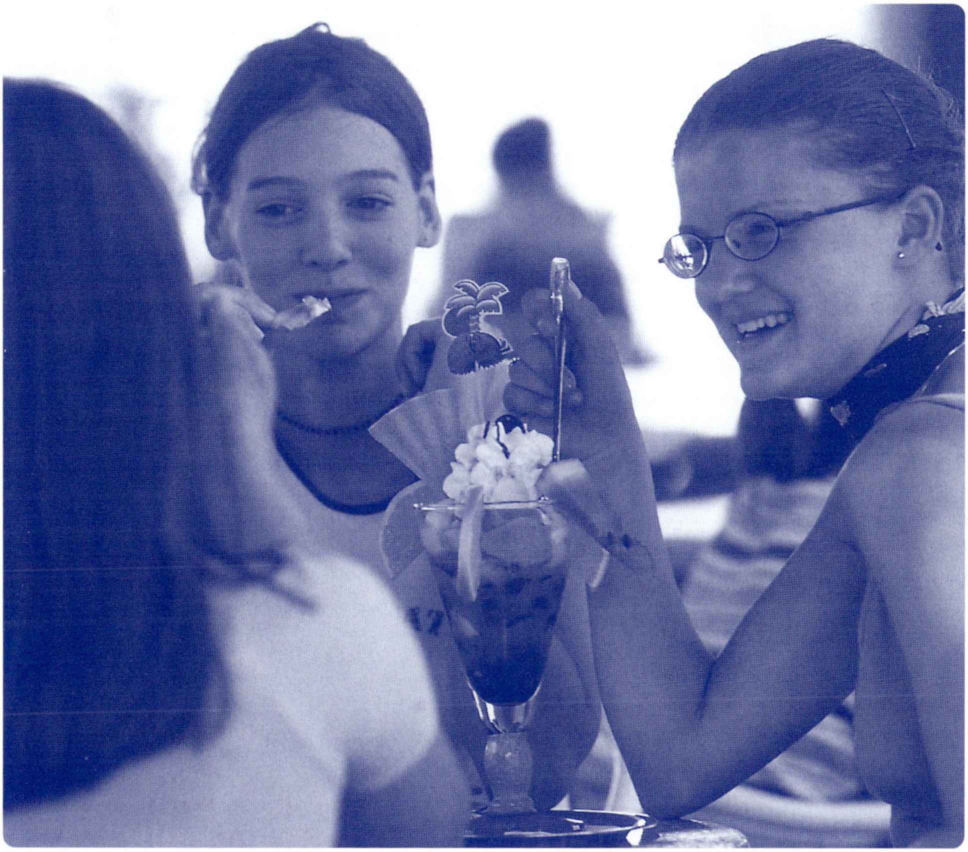

Kein Stress mit der Figur

Das richtige Gewicht gehört zum individuellen Wohlbefinden dazu. Doch dieses Gewicht orientiert sich keinesfalls an Models oder fragwürdigen Gewichtstabellen. Wenn du auf die natürlichen Nahrungsbedürfnisse deines Körpers hörst, dich bewusst ernährst und ausreichend Bewegung hast, wirst du problemlos dein persönliches Wohlfühlgewicht – das auch genetisch vorprogrammiert ist – halten können. Und wer von Natur aus zu kräftigerem Körperbau neigt, tut am besten dran, sich so zu akzeptieren, wie er ist. Wichtig ist vor allem, sich wohl, gesund und fit zu fühlen, die schönen Dinge des Lebens zu erkennen und sich daran zu erfreuen. Und dazu gehört auch, Essen genießen zu können und sich dabei zu entspannen.

Für Ausgewogenheit sorgen

Übergewicht ist immer das Ergebnis eines Ungleichgewichts zwischen Energiezufuhr und Energieverbrauch. Der Körper nimmt also mehr Energie auf, als er eigentlich braucht. Genau dieses Zuviel verwandelt er in körpereigenes Fett und speichert es an Hüfte, Po und Oberschenkel. Schaffst du es, dieses Gleichgewicht durch ausgewogene Ernährung zu halten, behältst du eine gute Figur, ohne dich mit einem ständigen „Abnehmzwang" verrückt zu machen.

➔ *Achtung vor Diäten!*
Diäten werden nach neuesten Erkenntnissen als nicht effektiv eingestuft. Von der Ananas- über die Rohkost- bis zur Hollywood-Diät – die meisten der beworbenen Diäten werden von Ernährungswissenschaftlern strikt abgelehnt. Denn sie powern aus und sind auf Dauer nicht durchzuhalten. Bei fast allen Diätformen ist die erreichte Gewichtsabnahme von nur kurzer Zeit, die Nahrungsaufnahme zu einseitig.

Von Ernährungsspezialisten empfohlen

Bewusst essen lautet die Devise! Als Faustregel gilt: 60 Prozent der täglichen Nahrungsmenge sollte aus Kohlenhydraten, 30 Prozent aus Fett und 10 Prozent aus Eiweiß bestehen. Richtig ist: viel Rohkost, Vollkornprodukte, magere Milchprodukte – wenig Zucker und tierische Fette. Willst du wirklich mal ein paar Kilo abspecken, versuch vor allem die Fettkalorien zu reduzieren und dich mehr zu bewegen. „Verstecktes" Fett lauert in Kuchen, Desserts, Süßigkeiten und Knabbereien, aber auch in Käse, Wurst und Aufstrichen. Durch Bewegung kurbelst du den Kreislauf an und aktivierst unterstützend das Verbrennen von Fett. Nimm langsam ab, pro Woche im Durchschnitt ein halbes bis ein Kilo.

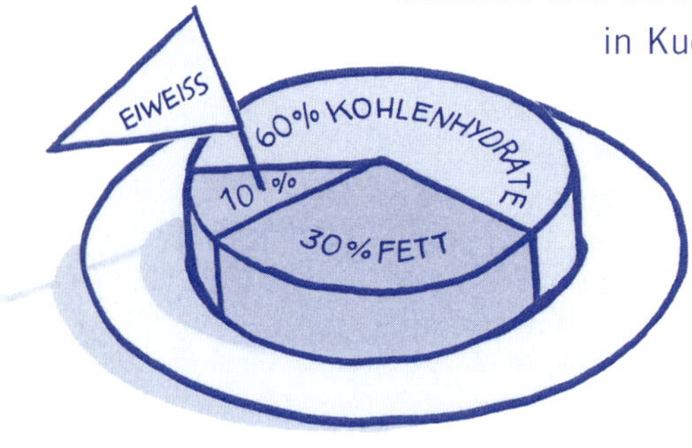

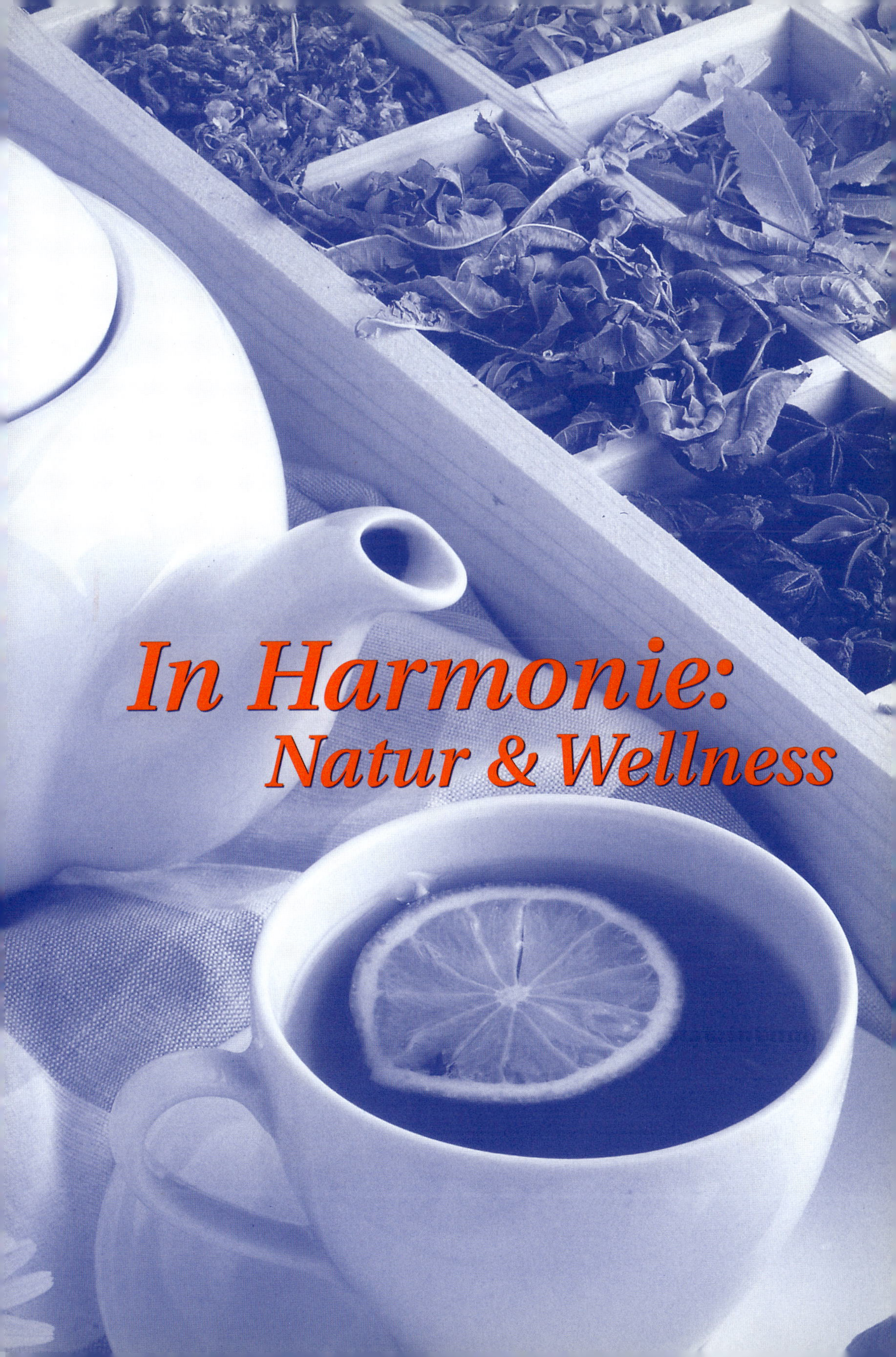
In Harmonie:
Natur & Wellness

Die Natur ist das Wellness-Paradies schlechthin: Naturprodukte liefern Essenzen für Entspannung und Schönheit. Kräuter bieten ein riesiges Reservoir für Heil- und Pflegemittel, doch auch die Produkte der Teepflanze helfen beim Relaxen und bieten einiges für die Beauty-Pflege. Auch Milch und Honig sind viel mehr als nur Nahrungsmittel und entfalten ihre Wirkstoffe auch auf Haut und Haaren. Das Wissen um die Geheimnisse der Natur ist in vielen alten Kulturen besonders ausgeprägt – dort haben sich viele Beauty-Rituale über Jahrhunderte hinweg entwickelt und bewährt. Lass dich also entführen in den Wellness-Garten Eden ...

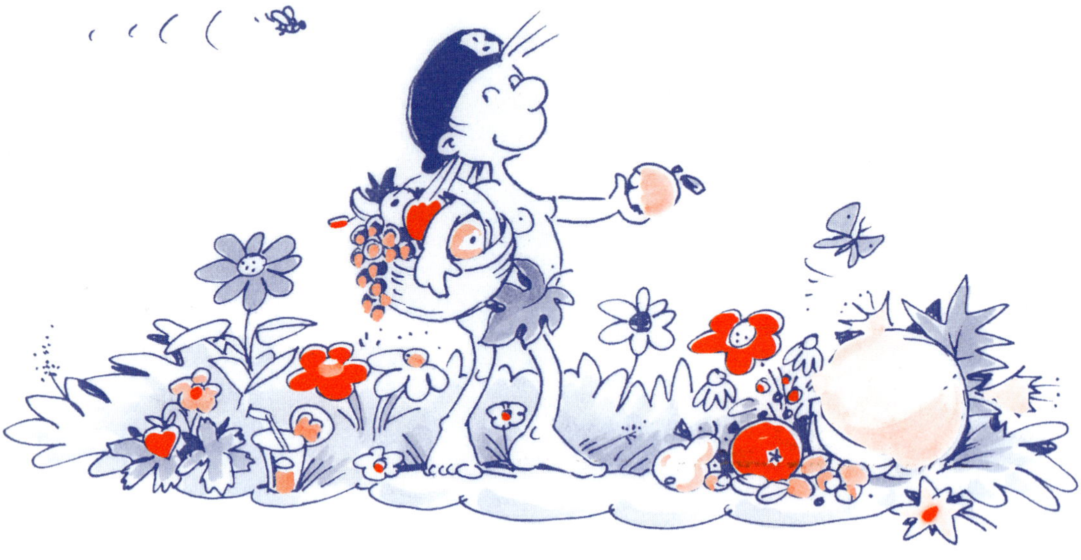

Kräuter-Zauber

Die heilenden und pflegenden Kräfte der Kräuter sind in vielen Kulturen, z. B. in Griechenland, Ägypten und China, schon aus uralten überlieferten Rezepturen bekannt. Damals waren die heilenden Pflanzen über Jahrhunderte hinweg die einzige Medizin. Man verarbeitete sie auf verschiedenste Art und Weise, um ihre Wirkung optimal zu nutzen. Frische Pflanzen wurden zerkleinert oder ausgepresst. Für äußerliche und innerliche Anwendung bereitete man Tinkturen, Extrakte, Tees usw. Bei uns geriet dieses Wissen längere Zeit in Vergessenheit. Doch inzwischen entdeckt auch die Schönheitsindustrie die Vorzüge der Kräuter für Haut und Haare wieder und so sind Kräuter aus den Beauty-Produkten heute nicht mehr wegzudenken.

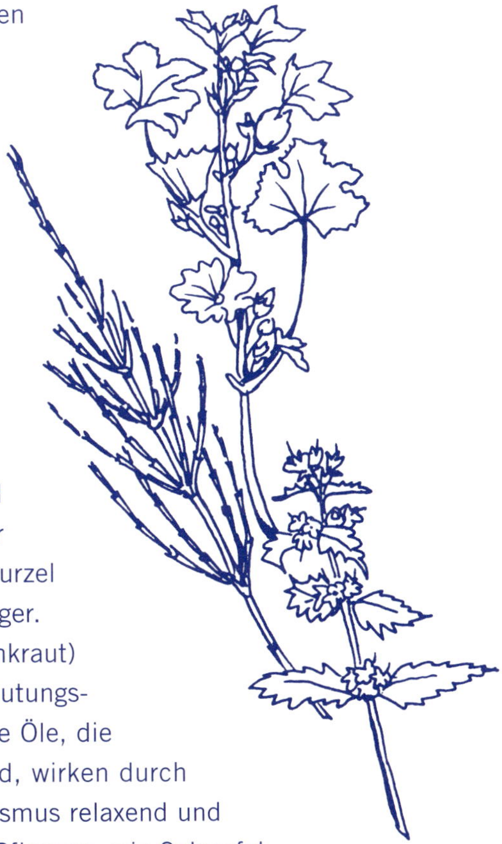

Kleine Kräuter-Fibel

Gerbstoffhaltige Kräuter wirken zum Beispiel antiseptisch, entzündungshemmend und porenverengend auf die Haut. Pflanzenschleim, unter anderem in der Malve oder Eibischwurzel enthalten, ist ein toller Hautbesänftiger. Kieselsäure in Pflanzen (z. B. in Zinnkraut) wirkt bindegewebsfestigend, durchblutungsfördernd und hautklärend. Ätherische Öle, die in vielen Heilpflanzen enthalten sind, wirken durch ihre Düfte auf den gesamten Organismus relaxend und belebend. Weitere Inhaltsstoffe der Pflanzen, wie Schwefel oder Glykoside, haben eine reinigende und antiseptische Wirkung.

Tipps der Kräuter-Hexe

Zu der fantastischen Kraft der Pflanzen gesellt sich die große Portion Spaß beim Mischen und Ausprobieren der Kräuterrezepte. Versuch dich doch auch einmal als „Kräuter-Hexe“ …

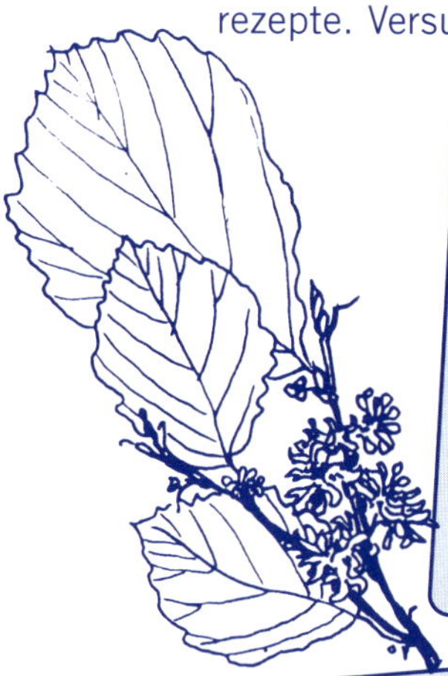

Kräuter-Haarwasser für fettende Kopfhaut

60 g Hamameliswasser, 10 g Klettwurzel-Tinktur, 10 g Arnika-Tinktur, 5 Tropfen Melissenöl, 20 g Birkenblätter-Tinktur

Die Tinkturen mischen, das Melissenöl darin auflösen. Hamameliswasser dazugießen und die Mischung in eine Flasche mit Spritzverschluss einfüllen. Tröpfchenweise auf die Kopfhaut träufeln und einmassieren.

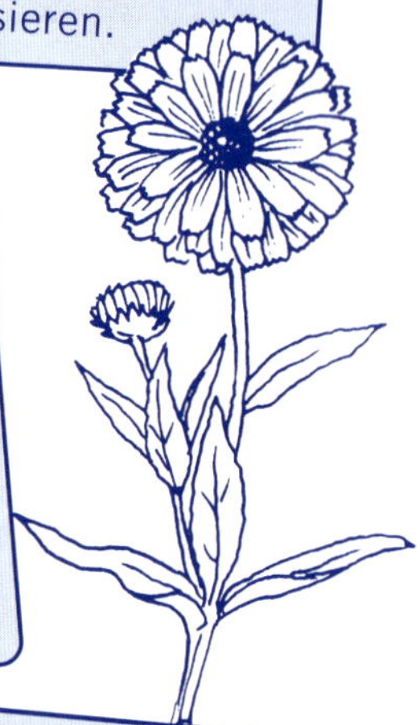

Ringelblumen-Gesichtswasser für empfindliche Haut

70 g Rosenwasser, 3 Tropfen Rosenöl, 30 g Ringelblumen-Tinktur (Calendula)

Das Rosenöl in die Ringelblumen-Tinktur geben, mit dem Rosenwasser mischen und in eine Flasche füllen. Nach der Hautreinigung einen Wattebausch beträufeln und damit Gesicht und Hals sanft abreiben.

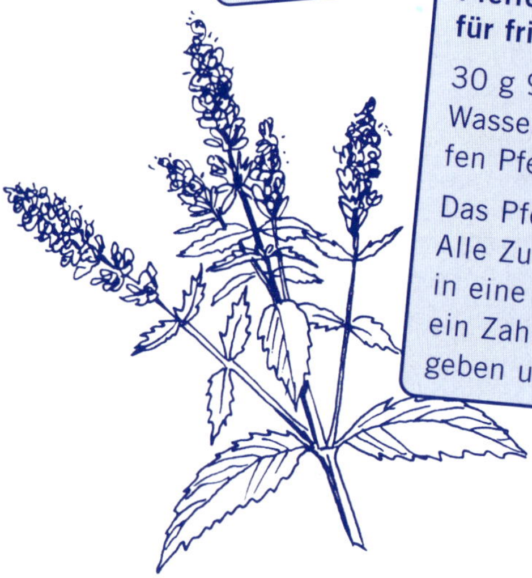

Pfefferminz-Mundwasser für frischen Atem

30 g 96%igen Alkohol, 70 g destilliertes Wasser, 1 TL Pfefferminz-Tinktur, 2 Tropfen Pfefferminzöl

Das Pfefferminzöl in Alkohol auflösen. Alle Zutaten miteinander vermengen und in eine Flasche füllen. Ein Spritzer in ein Zahnputzglas mit lauwarmem Wasser geben und den Mund damit spülen.

Kleine Pflanzenkunde

Etwa 5000 Pflanzen spielen in der Hautpflege und Heilkunde eine große Rolle. Viele davon stammen aus exotischen Ländern.

Süßholz
ist bekannt als Rohstoff für Lakritze. Die Wurzel aus Kleinasien und Südeuropa beruhigt die Haut, hilft gegen Entzündungen und unterstützt den natürlichen Repair-Mechanismus.

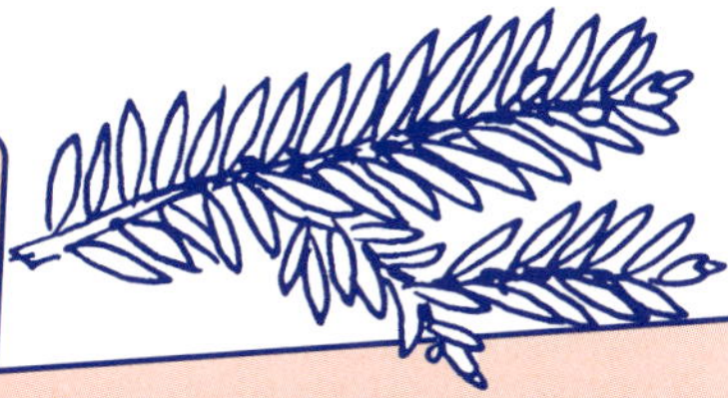

Sequoia,
der Mammut-Baum, stammt aus Nordkalifornien. Er ist dank seiner Phytohormone (Auxine), welche die Haut vor Ermüdung schützen und ihr Regenerationsvermögen steigern, ein wahres Repair-Wunder.

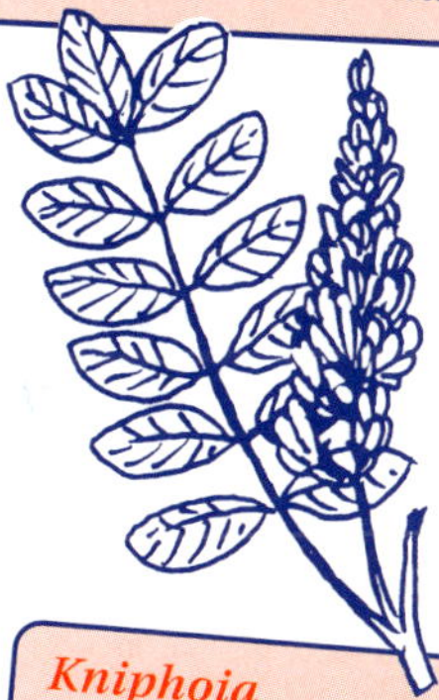

Ginseng
gilt in China seit mehr als 3000 Jahren als Powerwurzel. Ginseng-Extrakte glätten und beruhigen trockene Haut und aktivieren das Gewebe.

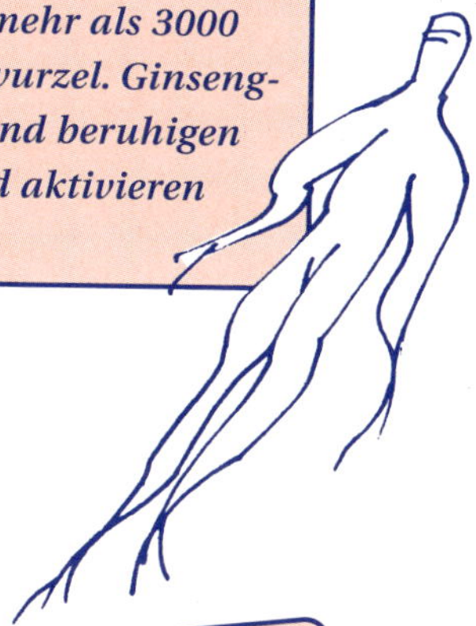

Kniphoia
ist eine Zierpflanze aus Madagaskar. So genannte Polyphenolderivate aus dem Nektar der gelborangen Blüte neutralisieren freie Radikale. Aminosäuren, Proteine, Mineralsalze und Fruktosen in hoch konzentrierter Form glätten und regenerieren die Haut.

Gingko Biloba
stammt aus Ostasien. Nur die Blätter des Gingko-Baumes werden verwendet, denn sie enthalten reichlich Gingkoloide und Flavonoide. Sie fördern die Durchblutung im Gewebe, machen freie Radikale unschädlich und verbessern die Zellregeneration.

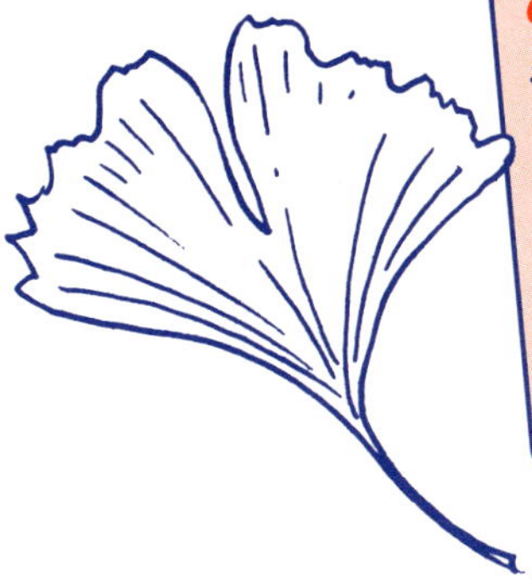

It's Tea-Time

Tee ist nicht nur ein wohlschmeckendes Getränk, sondern hat auch eine unglaubliche Wirkung auf Körper und Geist. Eine gute Tasse Tee lässt die Zeit vergessen, hilft beim Relaxen, Abnehmen, Entschlacken. Tee powert das Wohlbefinden und ist zudem ein wahrer Schönheitstrunk.

Grün- und Schwarztee

stammen beide von derselben Pflanze und werden nur unterschiedlich verarbeitet. Beim Schwarztee werden die Blätter gerollt und brechen dabei auf. Der austretende Zellsaft oxidiert; dabei gehen Inhaltsstoffe, wie Flavonoide und Vitamin C, die das Arteriosklerose- und Herzinfarktrisiko senken, verloren. Die Blätter für den Grüntee werden nur getrocknet. Damit bleiben die wertvollen Stoffe erhalten.

Kleine Teekunde

Die Teepflanze, seit etwa 5000 Jahren bekannt, verbreitete sich von China aus über die ganze Welt. Aus den beiden Ur-Tee-Pflanzen, Assam Tee und China Tee, entwickelten sich immer weitere Teesorten; besonders beliebt sind heute der Pu-Erh-Tee aus China, der das Entschlacken unterstützt, der Rotbuschtee aus Südafrika, der bei Akne und Schlaflosigkeit hilft, sowie der Lapachotee aus Südamerika, der gegen Blutarmut und Bronchitis wirkt.

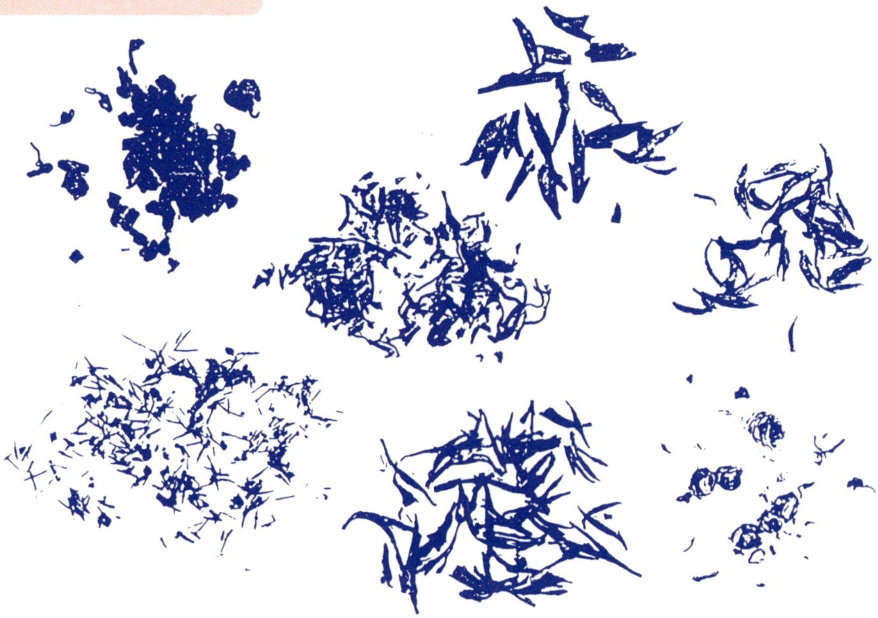

Schönsein mit Tee

Tee ist nicht nur ein wohliges Getränk, auch auf Haut und Haaren kann er einiges bewirken.

Glanz-Shampoo

1 Flasche Shampoo deiner Wahl (ca. 200 ml – ohne künstliche Duft- und Farbstoffe), 200 ml Grüntee-Extrakt

Die Shampoo-Menge in zwei Flaschen aufteilen und mit je 100 ml Grüntee-Extrakt aufgießen, durchschütteln und wie gewohnt anwenden.

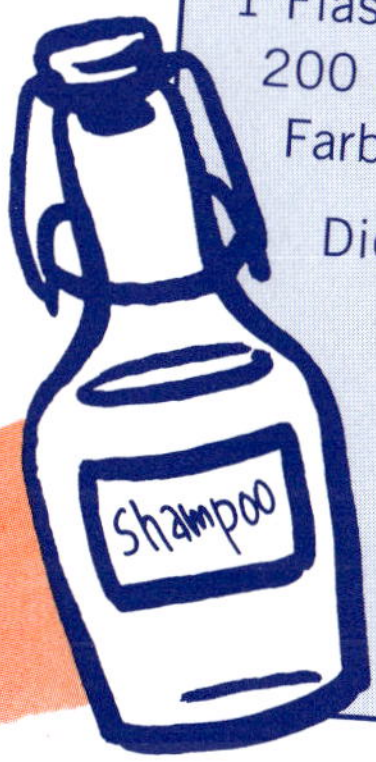

Pflege für gestresste Haut

1–2 EL Grüntee-Extrakt, 100 g Gesichtscreme (ohne künstliche Farb- und Duftstoffe)

Einen Behälter und den Rührbesen desinfizieren (mit 70%igem Alkohol). Creme mit dem Extrakt langsam verrühren. In einen verschließbaren Behälter geben, im Kühlschrank lagern und schnell aufbrauchen.

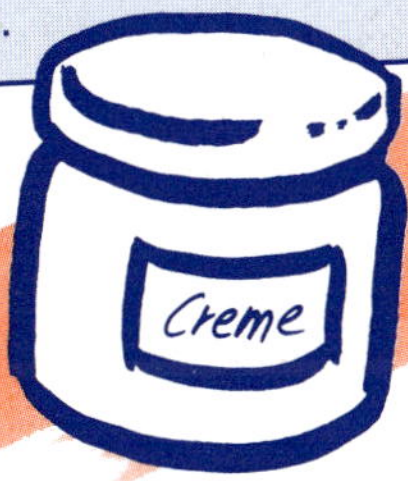

Verwöhn-Bad

2–3 EL Honig, 6 EL Lapachorinde, 1 Becher süße Sahne, 1 l Wasser

Wasser mit der Rinde aufkochen, etwa 15 Minuten auf Sparflamme leicht köcheln lassen. Von der Kochstelle nehmen, abdecken und 15 Minuten ziehen lassen. Abseihen, mit Honig und Sahne mischen und ins ca. 36 Grad heiße Badewasser gießen. (Badezeit etwa 15 Minuten)

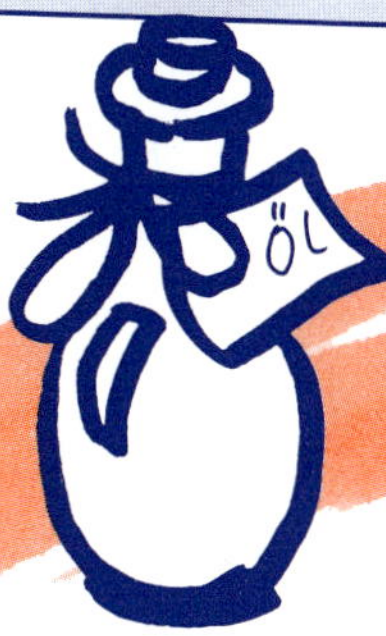

Rotbusch-Massage-Öl

$^1/_4$ l Weizenkeimöl, 20 g Rotbuschkraut

Rotbuschkraut in ein verschließbares Glasgefäß geben und Öl dazugießen, gut durchschütteln, verschließen und an einer warmen Stelle aufbewahren, bis sich die Flüssigkeit rot gefärbt hat (das dauert mindestens drei Wochen). Danach abseihen und das Öl in eine dunkle Glasflasche füllen. Lichtgeschützt aufbewahren.

Wo Milch und Honig fließen ...

Milchprodukte sind fantastische Schönmacher. Sie reinigen, erfrischen, beruhigen und spenden viel Feuchtigkeit. Und auch Honig ist seit dem Altertum nicht nur Genuss-, sondern auch Heil- und Schönheitsmittel. Schon der griechische Arzt Hippokrates empfahl Honig für eine schöne Haut. Auch die berühmten Milchbäder Poppáas enthielten Honig. In Japan wurde das „Geschenk der Götter" als glättende Handlotion verwendet.

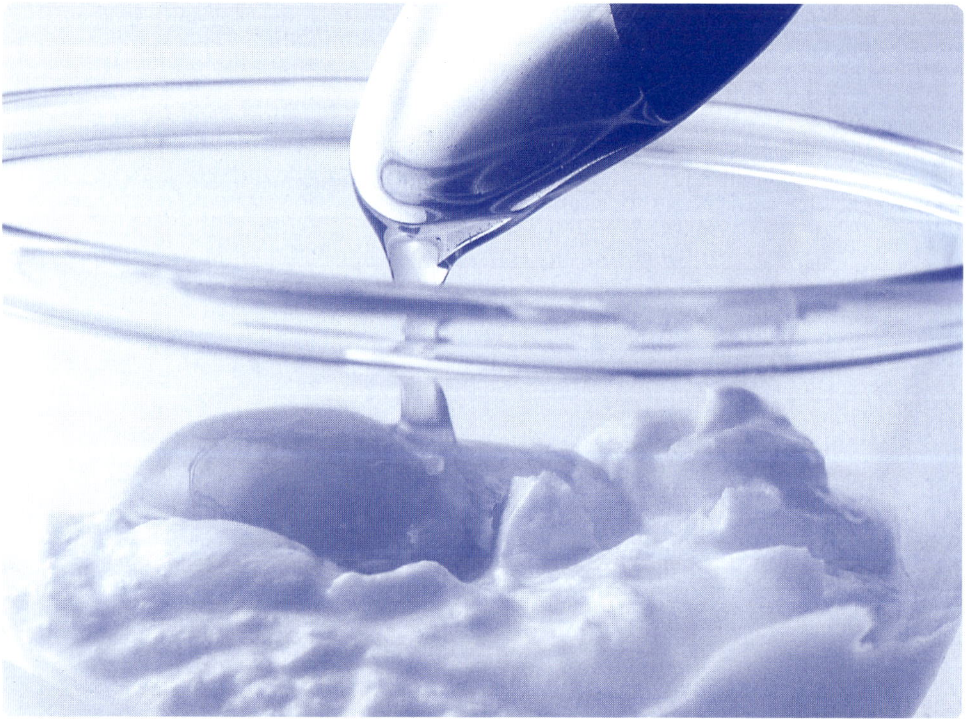

Die Vitaminbombe

Dass sich gerade Milchprodukte toll für die Beautypflege eignen, wird klar, wenn man ihre Inhaltsstoffe betrachtet. Vitamin A macht müde Haut munter, B-Vitamine glätten, Vitamin E regeneriert und reguliert. Fette nähren die Haut und Eiweiße schützen vor dem Austrocknen.

Erste Sahne …

Sahne-Feuchtigkeitslotion

1 EL Magerjogurt mit 1 Tropfen Obstessig und einem Eiweiß verrühren. Gleichmäßig aufs Gesicht auftragen (Augen aussparen), je nach Empfinden einwirken lassen. Zuerst mit lauwarmem Wasser abnehmen, dann mit kaltem Wasser nachspülen.
Für trockene Haut geeignet.

Honig-Quark-Maske

1 EL Magerquark, 1 TL Honig und 1 TL Zitronensaft mit 2 TL Frischmilch verrühren. Auftragen, dabei Augen großzügig aussparen.
Etwa zehn Minuten einwirken lassen, anschließend sorgfältig mit kaltem Wasser abspülen. Einmal im Monat anwenden.
Für die fettige Haut geeignet.

Milch-Honig-Bad

2 Hand voll Salz in die leere Badewanne geben, Wasser einlaufen lassen. 1 Tasse Bienenhonig in 1 l warmer Milch auflösen und zusammen mit $^1/_2$ TL Weizenkeimöl ins Wasser geben. Honig nie in heißer, sondern nur in warmer Flüssigkeit auflösen.
Für jeden Hauttyp geeignet.

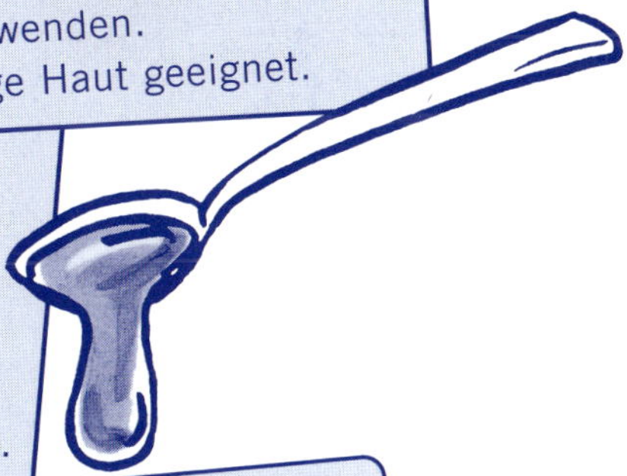

Buttermilch-Kur

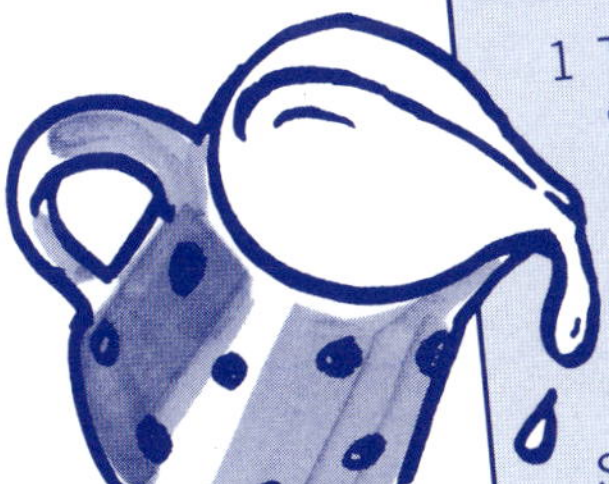

1 Tasse Buttermilch mit 1 Tasse Brennnessel-Sud mischen und ins feuchte Haar einmassieren. Zehn Minuten einwirken lassen, gut ausspülen und mit $^1/_2$ Tasse Sud ausspülen. Super gegen fettiges Haar und Schuppen.
Sud herstellen: Eine Hand voll Kräuter mit 600 ml kochendem Wasser übergießen. 15 – 20 Minuten ziehen lassen. Durchsieben und fertig!

➔ *Haltbarkeit*

In einem verschlossenen Behälter ist milchfrische Kosmetik im Kühlschrank bis zu einer Woche haltbar. Trotzdem: Fertig angerührte Produkte schnellstmöglich aufbrauchen.

Wellness-Exotik

Andere Länder – andere Sitten: Wellness-Rituale fremder Kulturen können deinem Wohlfühlprogramm exotische Impulse schenken. Diese Bräuche stammen oft aus längst vergangener Zeit und wurden von Generation zu Generation bis heute weitergegeben. Sie bauen noch vollständig auf dem Einklang mit der Natur auf.

In vielen Ländern gehören ausgefeilte Rituale der Schönheitspflege und der Gastfreundschaft zum Alltag, sie werden gehütet und gepflegt. Stundenlange Pflegerituale und Badewonnen sind dort nicht nur Reinigungsroutine, sondern Chance, Körper und Geist zu entspannen, abzuschalten und die schönen Dinge des Lebens mit allen Sinnen zu genießen. Und hieraus erwächst ein rundum positives Selbstgefühl. Probier's doch mal aus – gönn dir einen kleinen Ruhepol zwischendurch und komm mit auf eine kleine Reise in eine exotische, geheimnisvolle Welt ...

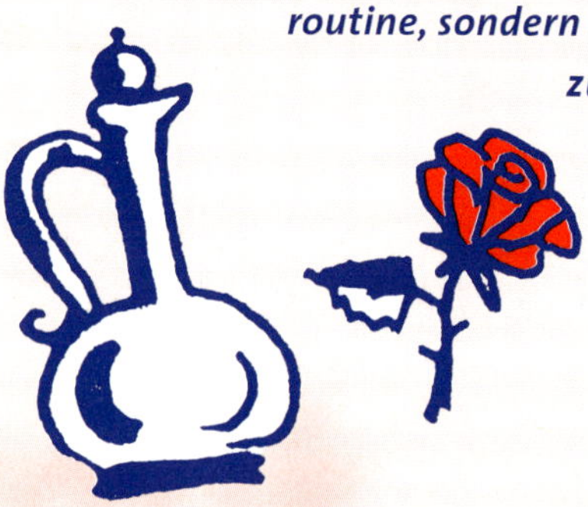

Zartmacher aus dem alten Persien

- Den Saft von Brunnenkresse mit Honig zu gleichen Teilen mischen und die Masse aufs Gesicht auftragen. Abspülen, wenn sie trocken ist.

- Weintrauben und schwarze Kirschen zu gleichen Teilen zerdrücken und den Saft mit Rosenwasser mischen. Zur täglichen Reinigung.

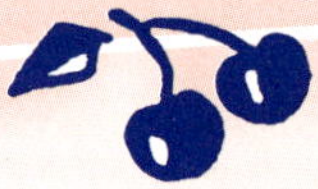

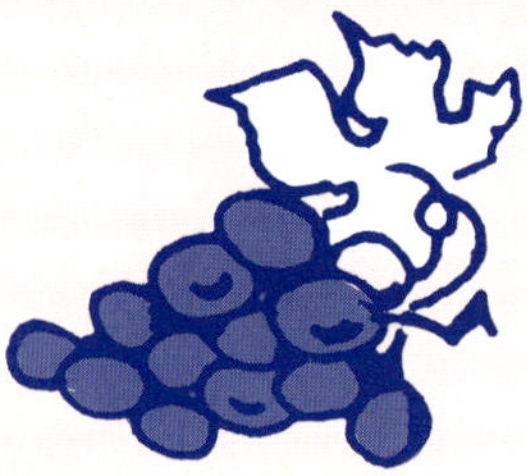

➔ Achtung! Wer empfindliche Haut hat, sollte Früchte erst mal an einer kleinen Hautstelle testen. Reagiert die Haut mit Jucken oder Rötung, löst die Fruchtsäure eine allergische Reaktion aus.

Gesichtspflege mal anders

Libanesische Frauen verarbeiteten gewaschene und getrocknete Eierschalen zu einem Pulver, das sie mit Wasser vermengten. Diese Masse benutzten sie als Feuchtigkeits- und Reinigungscreme oder als Bleichmittel für die Haut. Indische Frauen verwendeten zur Gesichtsreinigung und -pflege Buttermilch und Ziegenmilch.

Sanftes Peeling

Sephidob stammt aus dem Iran. Der weiße Lehm enthält Tierfett und Knochenmehl. Als Körperpeeling wird zuerst ein feiner Ölfilm auf die Haut aufgetragen. Der Lehm wird mit Wasser befeuchtet und eine kleine Menge in ein raues Badehandtuch gegeben. Damit wird die Körperhaut abgerubbelt. Als Gesichtspeeling taucht man die nassen Finger in den Lehm und bearbeitet damit in sanften, kreisenden Bewegungen den Teint. (Höchstens zweimal im Monat anwenden.)

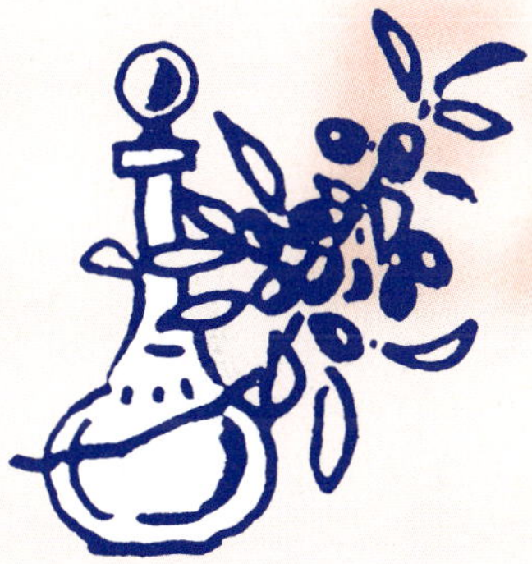

Oliven-Packung aus Nordafrika

Olivenöl in die Kopfhaut einmassieren – nicht ins Haar! Das Öl etwa 1/2 Stunde einwirken lassen und dann auswaschen. Wirkt fantastisch gegen Schuppen.

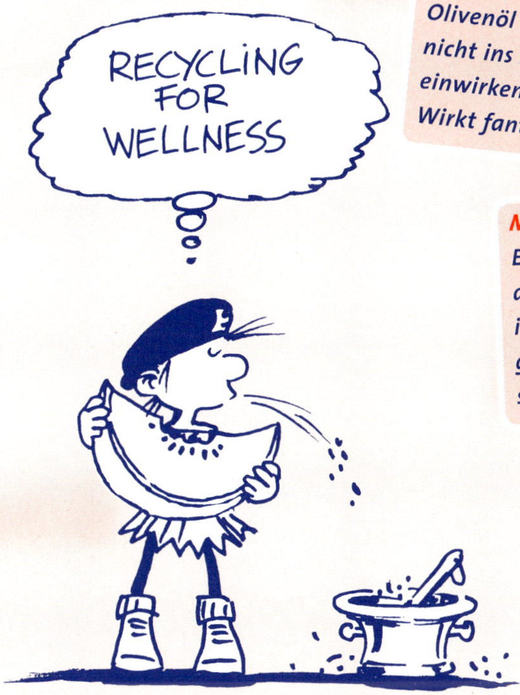

Melonen-Maske aus Tunesien

Eine Honigmelone aushöhlen und das Innere – also Kerne und Mark – im Mörser klein stoßen. Aufs Gesicht geben, trocknen lassen und abwaschen.

Asia-Feeling

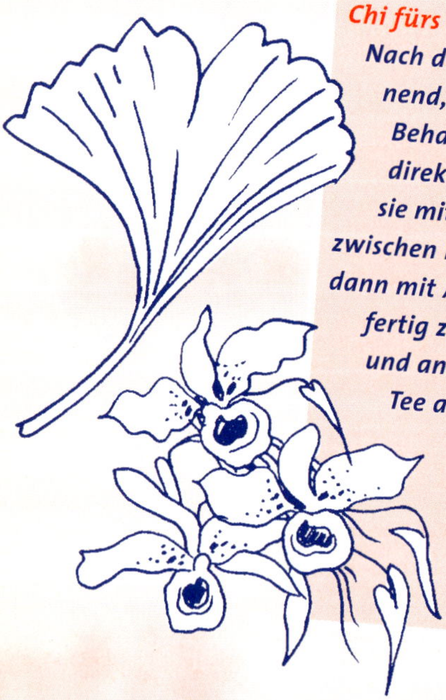

Chi fürs Gesicht

Nach der asiatischen Schönheitslehre soll der Teint durchscheinend, makellos und glatt wie eine Lotosblüte sein. Behutsame Behandlung ist oberstes Gebot, denn die Haut hat einen direkten Draht zur Seele. Über die Tsubos (Energiepunkte) ist sie mit unseren inneren Organen verbunden – sie ist Vermittler zwischen Innen- und Außenwelt. Das Gesicht wird heiß gewaschen, dann mit Azukibohnen (z. B. japanische Waschkörnchen – gibt's fertig zu kaufen) gepeelt. Die Haut wird dabei sanft massiert und anschließend abgespült. Als Finish wird etwas grüner Tee auf einen Wattebausch geträufelt und das Gesicht damit liebevoll abgetupft. Auch das Eincremen ist ein Ritual für sich: Pflegeprodukte sollen ganzheitliche Wirkstoffe, wie Orchideen oder Gingko, enthalten. In kleinen kreisenden Bewegungen werden die Tsubos stimuliert und das „Chi" (Lebensenergie) kann fließen.

Die Harmonie liegt in deiner Hand

Qi-Gong-Kugeln sind fantastische Entspannungshelfer. Lass zwei Kugeln in deiner Hand umeinander rotieren – im Uhrzeigersinn und umgekehrt. Erst rechts, dann links. Dabei vollkommen ruhig und gleichmäßig atmen.

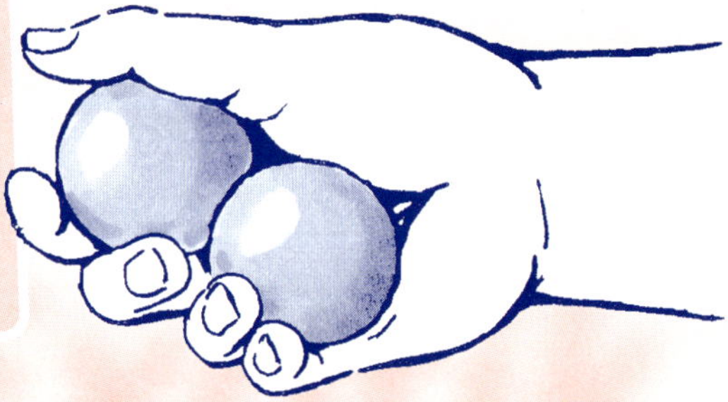

Jasmin verbindet Yin und Yang

Düfte betören die Sinne – sie bereichern die Luft, die wir atmen, mit positiver Energie. Ätherische Öle oder Räucherstäbchen beeinflussen unser Stimmungsbarometer – allein schon durchs Einatmen ...
Besonders entspannend ist Jasmin:
Zünd ein Räucherstäbchen an, kuschel dich auf die Couch und sieh zu, wie sich der dünne Rauch in die Luft kräuselt. Lass den Alltag vom Rauch wegtragen, bis du ein wohliges, entspannendes Gefühl der Schwerelosigkeit spürst.

Die Kraft des Mondes

Der Mond übt auf Menschen eine besondere Faszination aus – ihm werden magische Kräfte nachgesagt – und das wohl zu Recht. Es ist wissenschaftlich erwiesen, dass nicht nur die Gezeiten – Ebbe und Flut – vom Mond abhängen, sondern dass er auch Pflanzen, Tiere und Menschen beeinflusst. Bei Vollmond sind viele Leute total aufgekratzt, haben wirre Träume und schlafen schlecht. Die Geburtenrate steigt, aber auch Unfälle häufen sich und Schlafwandler haben „Hochkonjunktur"!
Aber nicht nur sensible Menschen werden von den Kräften des Mondes beeinflusst. Richtet man sich nach den Mondphasen, kann man viel für Körper und Seele tun. Achte doch mal drauf, wie du dich während der verschiedenen Mondphasen fühlst.

➔ ***Der Mond ist etwa 4,7 Milliarden Jahre alt und umkreist in ca. 28 Tagen die Erde.***

Die Phasen des Mondes

Mond-Experten sind der Meinung, dass es für all unser Tun den richtigen Zeitpunkt gibt, der sich an den vier Mondphasen orientiert.

Neumond

Der Mond steht zwischen Sonne und Erde und ist für uns unsichtbar. Er wendet uns die nachtschwarze, unbeleuchtete Seite zu. Der Organismus ist auf Entgiften programmiert. Fasten ist jetzt ideal. Neumond ist ein Tag des Loslassens und des Neubeginns.

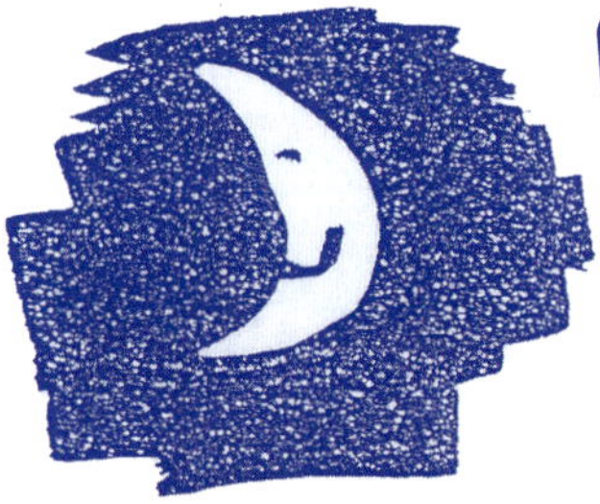

Zunehmender Mond

Während der folgenden 13 Tage und Nächte wird der Mond langsam immer runder. Nimmt er zu, tut es auch der Körper. Wer während dieser Zeit gut und viel isst, spürt das deutlich an den Problemzonen. Aber auch Beautypflege wird jetzt vom Körper besonders intensiv aufgenommen.

Vollmond

Jetzt steht der Mond auf der anderen Seite der Erde und wird von der Sonne voll angestrahlt. Er scheint die Psyche stark zu beeinflussen. Viele Leute sind aggressiv, unruhig und schlafen schlecht. Nahrung wird an diesem Tag besonders gut verwertet. Dauerwellen oder Haarfarben, die an diesem Tag aufgetragen werden, gelingen besser.

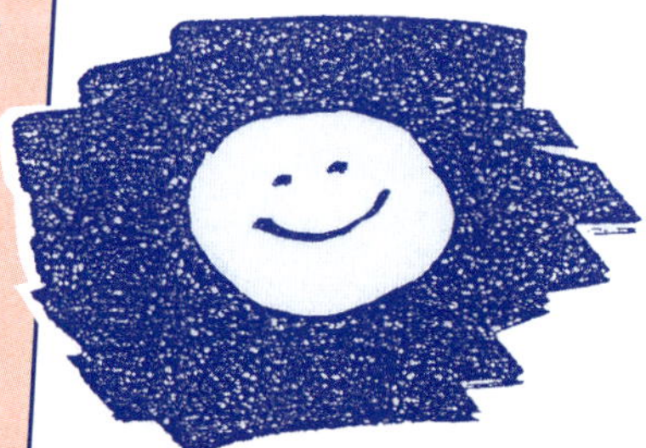

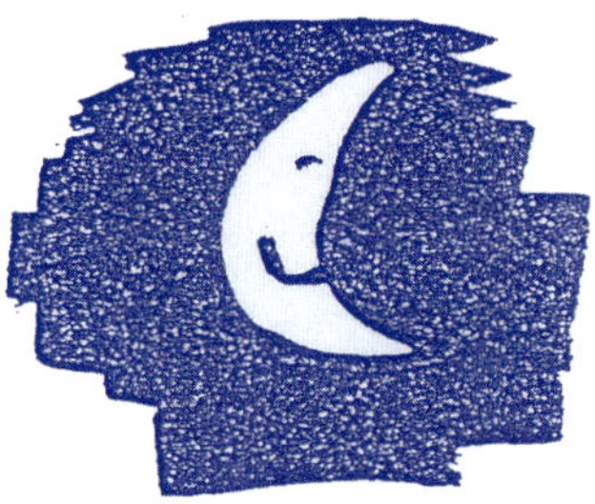

Abnehmender Mond

Jetzt nimmt der Mond zwei Wochen lang ab. Wer in dieser Zeit eine Diät beginnt, hat schneller Erfolg. Gründliche Hautreinigung bringt jetzt die volle Leistung.

Chill-out

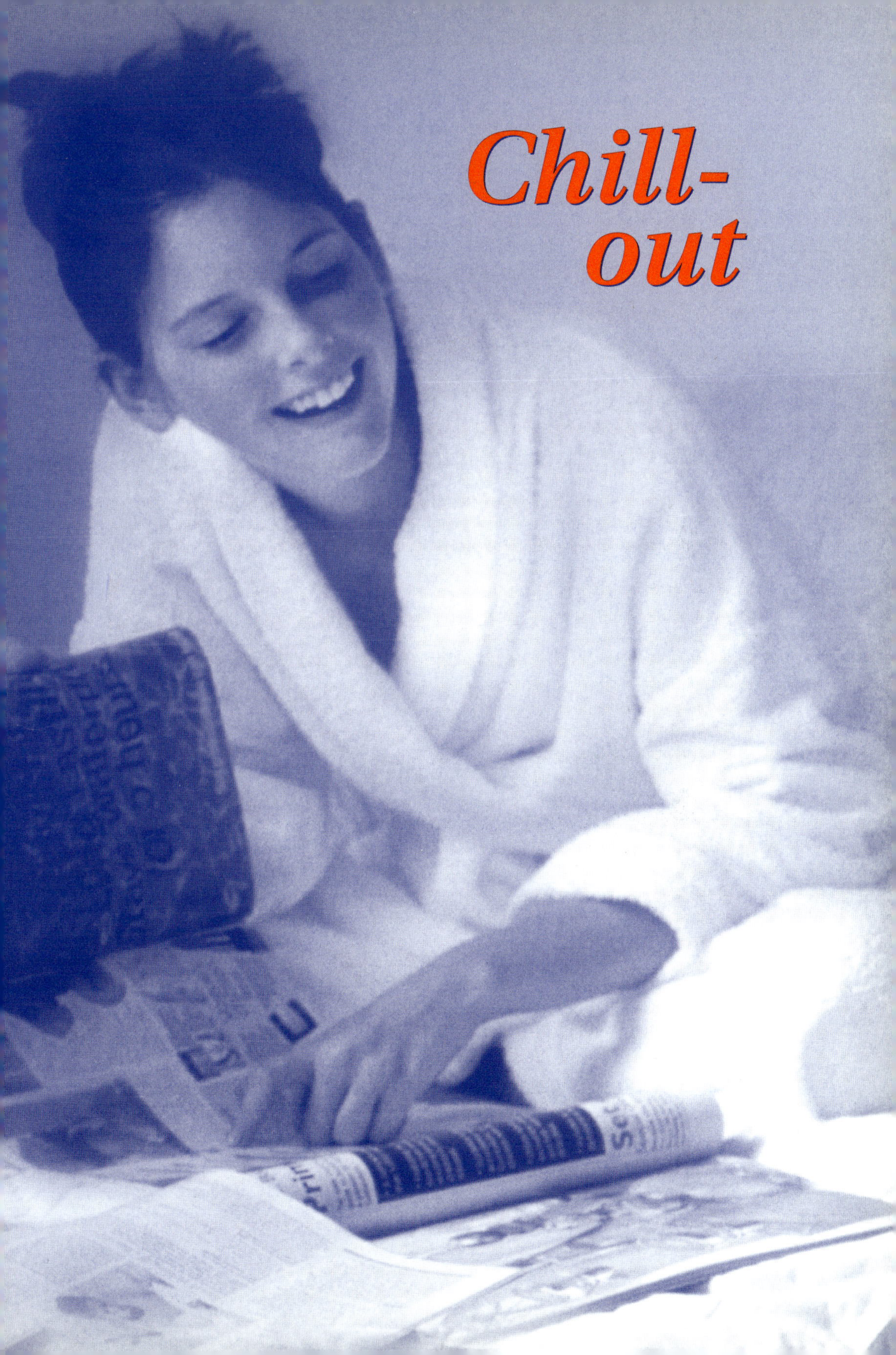

Ein bisschen relaxen und kleine Glücksmomente genießen – das solltest du jeden Tag tun. Eine halbe Stunde abspannen oder aktiv werden muss immer drin sein. Doch diese „Inseln" im Alltag sind nicht genug! Verwöhn dich gelegentlich mit einem ausgiebigen Wellness-Pflegeplan – optimal dafür ist das Wochenende. Konzentriere dich ganz auf dich und deine Bedürfnisse. Find zur Ruhe, umsorg deinen Körper und deine Seele. Das kannst du allein tun oder mit deiner Freundin. Und wenn du mal etwas besonders Originelles auf die Beine stellen willst, organisiere eine Wellness-Party für dich und deine Freunde!

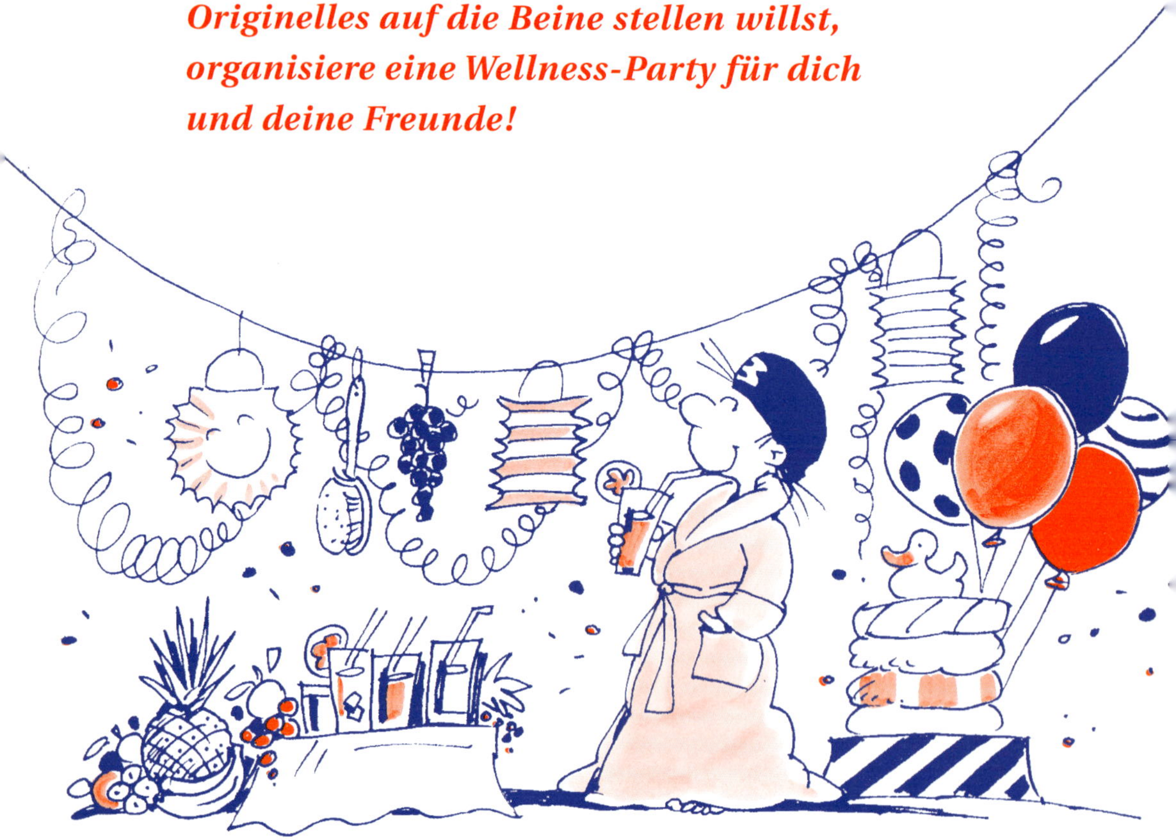

Mein Kuscheltag

Du hattest eine stressige Woche oder eine harte Prüfung, bist abgeschlafft oder einfach mies drauf? „Seelencocooning“ heißt da das Zauberwort! Gönn dir eine Auszeit! Beschäftige dich bewusst mit dir selbst. Verwöhn dich zu Hause – ein Wellness-Tag bringt deine Energien wieder ins Lot. Er hilft dir, wunderbar zu relaxen und streichelt deine Seele.

Deinen Wellness-Tag solltest du anfangs genau planen: Versuch nicht, dafür ein paar Stunden zwischen anderen Wochenendaktivitäten „rauszuholen“, sondern streich für diesen Tag alle anderen Unternehmungen. Reserviere dir den Samstag oder den Sonntag und stimm dich am Abend vorher schon darauf ein. Überleg, wie du alle deine Sinne ansprechen kannst und Körper, Seele und Geist gleichermaßen umsorgt werden können. Natürlich kannst du auch Schwerpunkte setzen, zum Beispiel auf Bodypflege oder Entspannungsrituale. Auch das bewusste Zusammenstellen und Zelebrieren der Mahlzeiten gehört zu deinem Verwöhnprogramm. Aus den Kapiteln dieses Buches kannst du dir für alle Wellness-Bereiche die Elemente heraussuchen, die dir am besten zusagen und dir so deinen persönlichen Wellness-Tag gestalten. Als An-regung kann dir der Relaxplan auf Seite 134f. dienen.

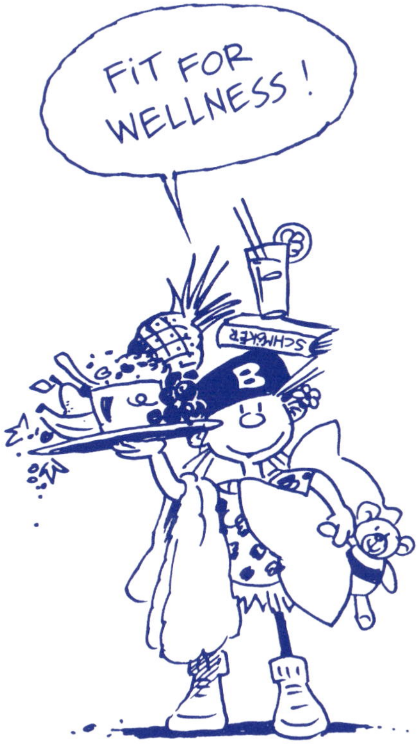

➔ *Auszeit*

Nicht nur wenn du ausgebrannt bist, solltest du einen Relaxtag einlegen. Besser ist es, regelmäßig als festen Bestandteil des Wochenendes eine ausgiebige Wellness-Auszeit einzuplanen. Das gibt Kraft für den Alltag.

Mein Relaxtag

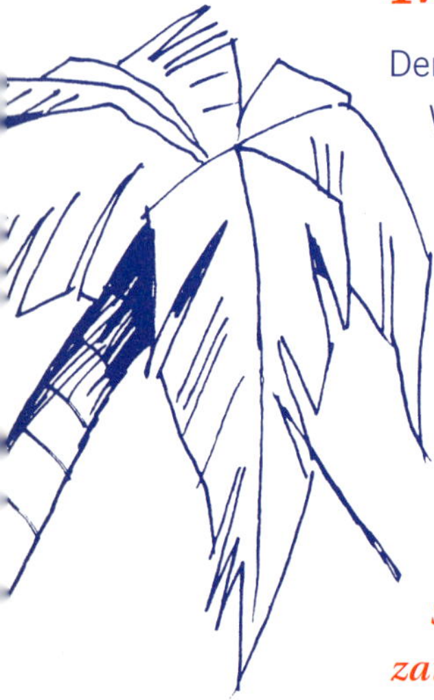

Der Relaxtag beginnt am Vorabend: Überleg dir, was du für dein Wellnessprogramm brauchst, z. B. frisches Obst und Gemüse, ein neues Buch oder eine CD, ein paar besondere Räucherstäbchen ... Das besorgst du in aller Ruhe und dann stimmst du dich ein.

Am Abend vorher

Raus aus den Klamotten, rein in kuschelige, bequeme Wohlfühlteile. Die Lieblings-CD einlegen, beruhigende Aromaöle oder Räucherstäbchen für die Duft-Stimulanz anzünden und mit Kerzen sanftes Licht zaubern. Entspannungsphase Nr. 1 ist geschafft – so bringst du dich selbst in relaxte Stimmung. Nun einfach abschalten und nichts denken, sondern träumen, meditieren ...

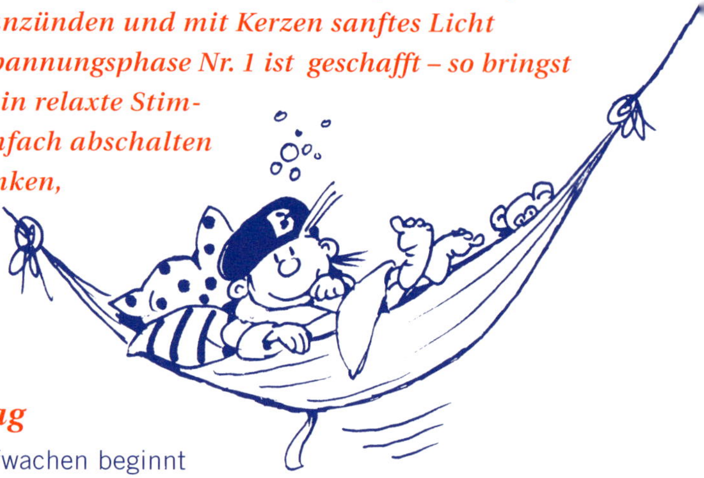

Der Pflegetag

Schon beim Aufwachen beginnt dein Wellness-Tag: Streck dich wohlig im Bett aus, nimm deinen Körper bewusst wahr, mach deinen Kopf frei. Freu dich auf den Tag, der vor dir liegt. Steh in aller Ruhe auf, öffne das Fenster und mach ein paar Gymnastikübungen.

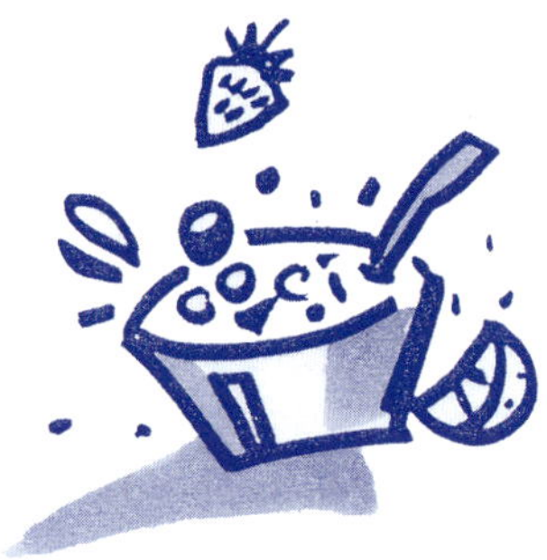

Das Wellness-Frühstück

Frisches Obst, frisch gepresste Säfte, Milchprodukte, Müsli, Vollkornprodukte ... Bereite dir ein vitamin- und mineralstoffreiches Frühstück für einen guten Start in den Tag.

Ein bisschen Fitness?
Du steckst nun voller Power? Dann treib ein bisschen Sport. Am besten draußen im Grünen. Wie wär's mit Wellness-Jogging oder Inlineskating? Super ist auch ein Besuch im Schwimmbad. Doch auch zu Hause kannst du was für deine Kondition tun: Ein paar Aerobic-Übungen oder einfach tanzen zu flotter Musik.

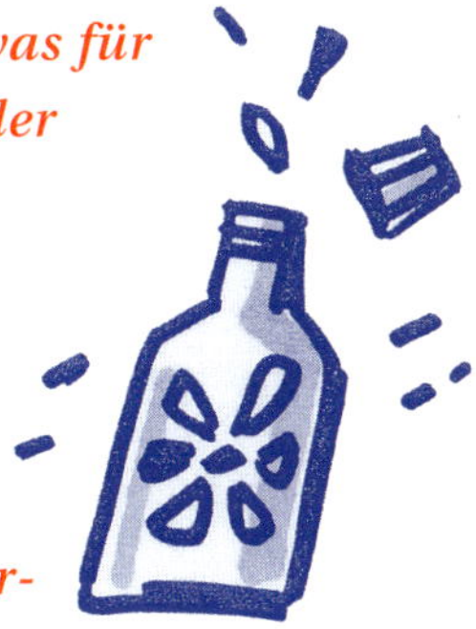

Bodypflege
Nun ist der Körper dran: Eine erfrischende Dusche oder ein entspannendes Bad sind nach dem Sport genau das Richtige und die Einstimmung auf weitergehende Schönheitspflege. Nun kommen die Specials: Was willst du deinem Körper Besonderes gönnen? Eine entspannende Gesichtsmaske, ein Peeling, eine Haarpackung?

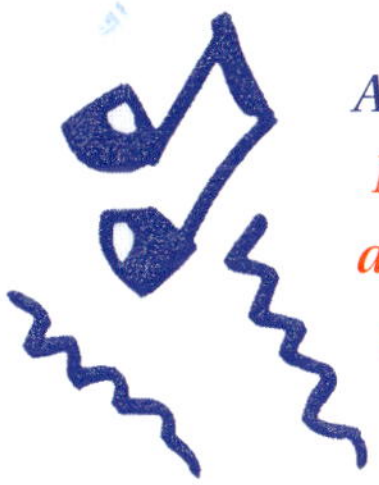

Abschalten pur
Nun lass die Seele baumeln. Kuschel dich aufs Sofa, mach dir einen guten Tee und träum – oder vertief dich in ein Buch.

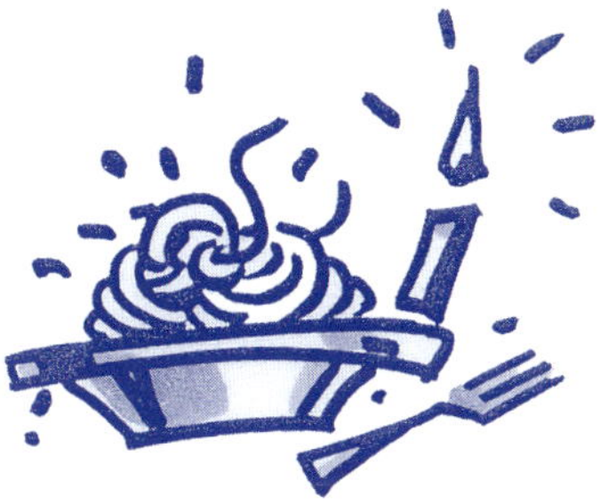

Genuss pur
Steigere dein Wohlbefinden durch eine sinnliche Mahlzeit. Bereite dir dein Lieblingsessen zu und zelebriere deine Mahlzeit bei Kerzen, Blumen und schöner Musik.

Mittagsschläfchen gefällig?
Leg dich hin, träum und wenn du ein bisschen wegschlummerst – das tut dir gut!

Sanfter Ausklang
Ein Spaziergang am Spätnachmittag, ein Gespräch mit der Freundin und den Abend über lesen – so könntest du deinen Pflegetag sanft ausklingen lassen.

Fit-Wochenende mit der Freundin

Wellness zu zweit garantiert einen hohen Fun-Faktor. Tagsüber raus an die frische Luft oder bei schlechtem Wetter neue Entspannungstechniken üben und danach gemeinsame Bodypflege – das bringt Spaß und frische Energie!

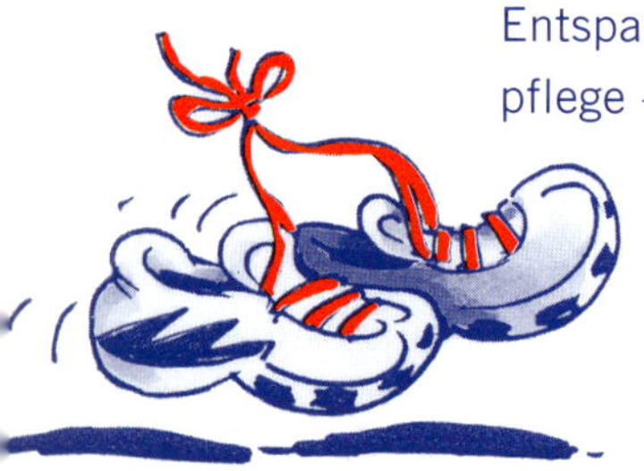

➔ ***Zum Einstieg ins Wochenende könnt ihr am Freitagnachmittag bereits mit Wellness-Jogging oder schnellem Walking beginnen.***

Samstag: Wellness-Tag

- Raus aus den Federn, Fenster auf und fünf Minuten zu zweit frische Luft tanken. Den Tag mit einem leichten Frühstück beginnen. Viel frisches Obst, Müsli oder Vollwertprodukte oder frisch gemixte Powerdrinks sind der ideale Energie-Kick am Morgen.
- Nun ran an Bauch, Beine und Po: Eine ausgiebige Radtour, Gymnastik im Fitness-Studio oder Schwimmen machen den Body straff.
- Sich fit trinken: Zwischendurch die Flüssigkeitszufuhr nicht vergessen. Wasser oder ungesüßte Kräutertees sind optimal.
- Nach dem Sport: Duschen oder baden und danach verwöhnt ihr euch gegenseitig mit einer Massage.
- Pflegestunde: Wollt ihr eurer Schönheit Gutes tun, legt eine Pflegerunde ein. Probiert selbst gemachte Gesichtsmasken aus, verpasst euch gegenseitig tolle Öl- und Pflegekuren für die Haare.
- Gesund essen für die Schönheit: Verzichtet mittags auf Hamburger und Pommes und versucht es mal mit einem Vollkornsandwich, frischen Gurkenscheiben, saftigen Tomaten und danach einem Apfel oder einer Orange.

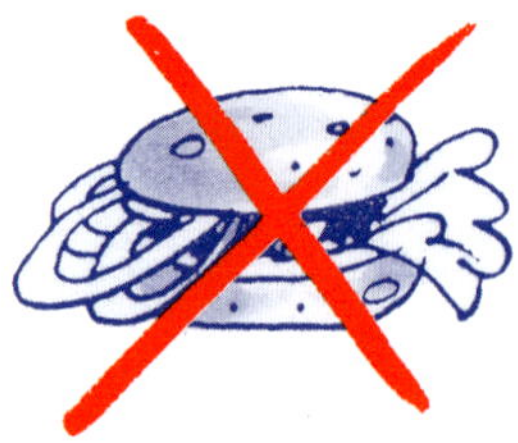

- Seelenfreuden: Am Nachmittag oder Abend geht es zur Entspannung ins Kino oder ihr schaut zu Hause eure Lieblingsvideos an, hört bei Duft- und Aromakerzen leise Musik und quatscht euch mal wieder so richtig aus.
- Die späte Teestunde: Eine Tasse Tee aus entspannenden Kräutermischungen bringt eine wohltuende innere Atmosphäre und erholsamen Schlaf. Süße Träume sind garantiert!
- Vor Mitternacht ab ins Bett, denn der Schlaf vor Mitternacht ist ein tolles Schönheitsmittel.

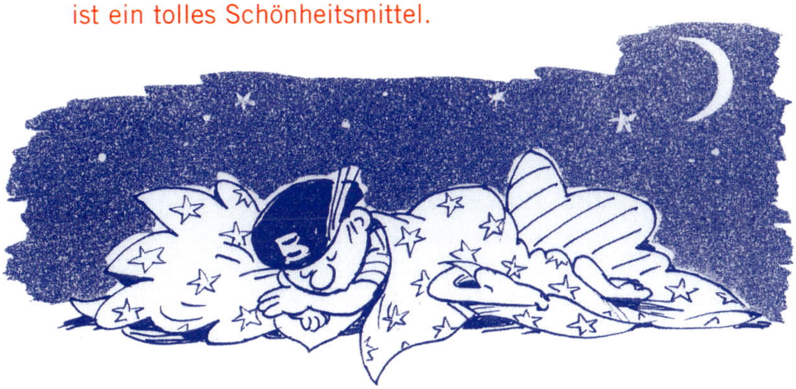

Entspannt in den Sonntag

Mal so richtig ausschlafen und im Bett frühstücken – das tut gut.

- Frischluftzufuhr: Nach dem Frühstück geht's raus zum Relax-Walking. Frische Luft ist der beste Muntermacher und wirkt wie eine Power-Dusche.
- Spaß beim Kochen zu zweit: Auf dem Plan steht ein „Gute-Laune-Menü" mit Nudeln, Reis oder Kartoffeln. All diese Lebensmittel machen glücklich, da sie viele Kohlenhydrate enthalten und den Serotoninspiegel, der die Wohlfühlsignale im Gehirn auslöst, erhöhen.
- Ist der Sonntag verregnet, konzentriert ihr euch voll auf Entspannung. Schaltet ab, zeigt euch gegenseitig Yogaübungen oder probiert Atemtechniken aus. Das macht fit und schafft einen klaren Kopf.
- Gedankenfreiheit: Schaltet mal die Medien ab, greift zum Malpinsel, löst Rätselspiele, klebt gemeinsam Collagen oder wälzt Bücher.

Well-Fit-Party für dich und deine Freunde

Setz auf deinen Freizeit-Kalender doch einmal eine Party ganz anderer Art. Mit guten Freunden relaxen macht Spaß und bringt volle Entspannung. Deinem Ideenreichtum sind dabei keine Grenzen gesetzt.

- *Organisiere deine Fete einmal rund um einen Sportausflug. Im Sommer eine ausgedehnte Biketour, Inlineskaten für alle mit Ausdauertraining oder ein Treffen zum Schwimmen am See oder im Freibad. Anschließend gibt es ein genüsslisches Wellness-Picknick mit viel frischen Früchten und leckeren Vollkorn-Snacks.*

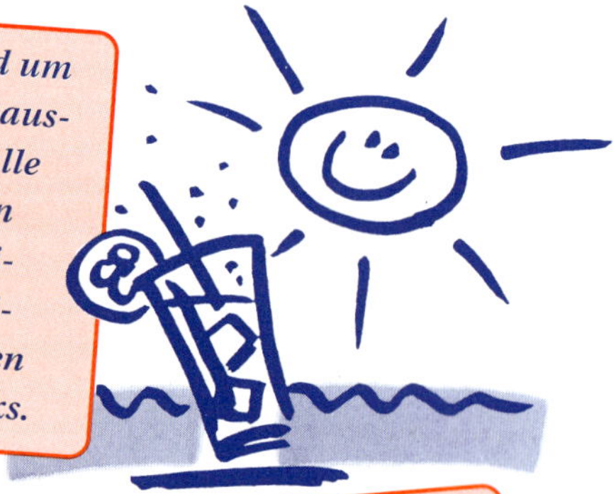

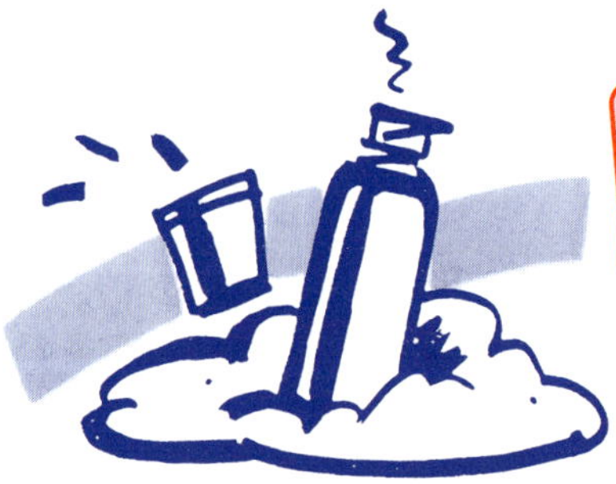

- *Ein Sportausflug lässt sich auch in der kalten Jahreszeit durchführen. Bitte deine Freunde, sich dick einzumummeln, und geht zusammen Schlittschuhlaufen. Jeder bringt wärmende Wellness-Tees, knackige Nüsse, Trockenobst und genussvolle Sandwiches mit.*

- *Sinnenfest zu Hause – umso schöner, wenn man gute Freunde bei sich hat. Testet gemeinsam Qi Gong, Yoga oder andere Wellness-Sportarten aus. Wichtig: Schafft einen angenehmen Rahmen mit duftenden Aromen und beruhigender Musik. Servier am Anfang selbst kreierte Powerdrinks. Zum Relaxen massiert ihr euch gegenseitig verspannte Rücken und führt Stretchingübungen durch. Auch Atemtechniken lassen sich in der Gruppe hervorragend erproben. Im Anschluss könnt ihr köstliche Wellness-Gerichte mit viel gesunden Zutaten köcheln und gemeinsam dinieren. Nun noch eine heiße Tasse „Relaxing-Tea" für die Partygäste – und einfach plaudern, diskutieren, Musik hören ... Eine tolle Alternative zum Abhängen im Kino oder vorm Fernseher!*

WELLNESS-ABC

Ätherische Öle Diese heilenden Pflanzenbestandteile tragen zum Stressabbau bei und verbessern das Wohlbefinden. Sie haben eine besondere Wirkung auf Seele, Gemüt und Gefühl. Aufgenommen über die Atemwege, durch die Hautporen oder mit der Nahrung, schicken die Nervenenden die heilenden Impulse weiter an Muskeln, Nervensystem, Blut und Lymphe.

Aloe Vera Der aus der Aloe-Vera-Pflanze gewonnene Extrakt hat eine beruhigende und heilende Wirkung; er ist zugleich feuchtigkeitsspendend, glättend und regt das Zellwachstum an. Aloe Vera ist in Cremes, Gels oder Masken enthalten und besonders geeignet bei empfindlicher, trockener Haut, bei Akne oder Sonnenschäden.

Aqua-Fitness Sie ist die sanfteste Bewegungsmethode im Lebenselexier Wasser. Wegen des Widerstandes des Wassers werden Muskelkraft und Kondition schneller aufgebaut als bei Gymnastikübungen im Trockenen. Zusätzlich wird der Kreislauf aktiviert und die Wirbelsäule trainiert.

Aromatherapie Sie ist Teil der Pflanzenheilkunde. Dabei werden ätherische Öle aus verschiedenen Pflanzen gewonnen und zu therapeutischen Zwecken eingesetzt. Die Anwendung kann auf verschiedene Art und Weise erfolgen, zum Beispiel über Bäder, Packungen, Massagen. Die Essenzen können entspannend, stimulierend, erheiternd oder schmerzlindernd wirken.

Atemtherapie Falsche Atmung beeinträchtigt Immunabwehr und Zellstoffwechsel. Die Denkleistung lässt nach, es kommt zu Verspannungen; sogar Krankheiten können die Folge sein. Gezielte Atemübungen sollen den Fluss des Sauerstoffs durch den Körper verbessern und innere Blockaden lösen.

Autogenes Training Mit Hilfe mentaler Übungen können negative Auswirkungen von Krankheiten und Stress auf Körper und Seele gemindert werden. Autogenes Training beschreibt einen Mittelweg zwischen Meditation und Selbsthypnose. Ziel ist es, den Geist zu trainieren, Nerven, Atmung und Blutkreislauf in Gleichklang zu bringen.

Ayurveda Laut der indischen Ayurveda-Lehre verfügt der Körper über sieben Energiezentren. Durch verschiedene Naturheilverfahren, bei denen Massagen, Meditation, Ölgüsse, Kräuter und Ernährung kombiniert werden, sollen diese Energiezentren erreicht und der Körper entgiftet werden. Der Mensch soll in sein inneres Gleichgewicht zurückversetzt werden.

Bewegung Täglich dreißig Minuten Radfahren, Laufen, Wandern oder Schwimmen sind ideal und tragen viel zu gesundheitlichem Wohlbefinden, Fitness und Wellness bei.

Dampfbäder Angespannte Nerven und verkrampfte Muskeln werden durch die feuchte Wärme gelockert und beruhigt. Die Haut wird porentief gereinigt und das Immunsystem angeregt.

Diäten Ernährungswissenschaftler empfehlen heute kaum noch Diäten. Denn wer nach einer Diät wieder normal isst, nimmt oft sofort und dauerhaft wieder zu. Die bessere Alternative für eine gute Figur: eine ausgewogene Ernährung mit viel Bewegung.

Fango Der heiße, geruchlose Mineralschlamm aus Vulkanerde wird dort eingesetzt, wo Wärme eine positive Auswirkung auf den Körper hat: bei Rückenschmerzen, Muskelverspannungen und Rheuma. Der heiße Brei regt den Stoffwechsel und die Durchblutung an.

Fünf Tibeter Dieses alte Bewegungsgeheimnis aus dem Hochland des Himalaja besteht aus fünf Körperübungen. Konsequent angewendet, erhöhen sie Vitalität und Energieniveau und mobilisieren körperliche Reserven.

Gehirnjogging Auch der Kopf braucht Abwechslung und Training. Wer knifflige Spiele und Rätsel löst, hält sein Gehirn in Form. Ausreichende Sauerstoffzufuhr bei Bewegung in frischer Luft erhöht zudem die Denkleistung.

LaStone-Therapie Bei dieser Massage werden große Lavasteine auf die Energiezentren des Körpers gelegt. Die von den Steinen ausgehende Wärme ermöglicht eine tief gehende Massage und intensive Massagegriffe, welche die Energiezentren öffnen und für absolute Tiefenentspannung sorgen.

Lomi-Lomi Dies ist eine sinnliche Softmassage aus Hawaii. Verkrampfungen und Blockaden werden durch Massagen und Atemübungen gelöst. Zwei Masseure kneten abwechselnd mal sanft, mal kräftig mit duftendem Öl.

Reiki Durch die Hände fließt Energie in den Körper. Durch bloßes Handauflegen an bestimmten Körperstellen und mit Hilfe von 20 Grundgriffen sollen Verspannungen, Stress und Kopfschmerzen gelindert werden.

Rückenschule Durch falsche Bewegungen, Verspannungen und schlechte Haltung werden Rückenschmerzen ausgelöst. Das bedeutet, dass man lernen muss, sich anders zu bewegen und zum Beispiel Bauch- und Rückenmuskulatur gezielt zu entspannen und zu stärken. Viele Kurse werden bereits in Sport- oder Volkshochschulen angeboten.

Shiatsu Diese Methode kommt aus dem Japanischen und bedeutet Fingerdruck. Auch sie setzt auf die Anregung der inneren Heilkräfte. Mit den Fingern wird Druck auf bestimmte Körperstellen ausgeübt.

Spa Das Wort „Spa" stammt aus dem Lateinischen und ist eine Abkürzung von „sana per aquam" – gesund durch Wasser. Man versteht darunter z. B. ein Kurbad, ein Wellness-Zentrum, ein Gesundheitshotel, eine Klinik oder eine Beauty-Oase, welche die heilenden und wohltuenden Kräfte des Wassers nutzen. Wasser im Spa umschmeichelt erst den Körper, dann den Geist und schließlich die Seele.

Tai Chi Ursprünglich eine Kampfsportart mit dem Lernziel, die innere und die äußere Energie zu verbinden. Diese jahrtausendealte Tradition des chinesischen Schattenboxens stärkt die innere Kraft und das Selbstvertrauen.

Tanztherapie Um seelische Probleme zu lösen und mit dem Therapeuten zu bearbeiten, eignet sich diese Behandlung, die wie die Mal- und Musiktherapie zu den Kunsttherapien gehört, ganz besonders. Gleichzeitig ist sie ein gutes Mittel, um geringes Selbstbewusstsein zu stärken und Unsicherheiten zu beseitigen.

Thalasso-Therapie Thalasso (von griechisch „Meer") steht für heilende Behandlungen durch warme Meerwasserbäder, jodhaltige Sprühduschen, Algenpackungen und Algenbäder. Die Therapie hilft, den Körper zu entschlacken, Erschöpfungssymptome und Stress abzubauen. Es werden nur Produkte aus dem Meer angewendet.

Thermalwasser Als Thermalwasser bezeichnet man Quellwasser mit über 20 °C, das mit vielen Mineralstoffen angereichert ist. Es stabilisiert den Feuchtigkeitshaushalt der Haut und lindert Irritationen. Fünfzehn Minuten Badezeit genügen, um das Immunsystem zu stärken und verspannte Muskeln zu lockern. Wassermassagen und Wassergüsse, Inhalieren und Trinkkuren gehören ebenfalls zu den Anwendungen.

Tränen Weinen ist gesund, raus mit den Tränen! Ihre Flüssigkeit schützt die Augäpfel vor dem Austrocknen; gebildet werden die Tränen in den Tränendrüsen an den Augeninnenseiten. Der Körper befreit sich mit den leicht salzigen Tränen von schädlichen Stoffen, die durch den Kummer hervorgerufen werden.

Wärmetherapie Ruhe und Wärme waren schon immer die besten Hausmittel bei Schmerzen, Unwohlsein oder akuten Krankheiten. Durch Wärme werden Schmerzen gelindert, der Zellstoffwechsel wird angeregt und die Seele umsorgt.

Wasseranwendungen Wasser, das beste und billigste Heilmittel, stabilisiert das Immunsystem, härtet ab und beeinflusst die körperliche Leistung und das seelische Wohlbefinden positiv. Die Anwendungen basieren auf der unterschiedlichen Wirkung von Kalt- und Warmreizen.

Watsu Wasser-Shiatu, kurz Watsu, ist eine Entspannungsmethode mit sanften, ruhigen Bewegungen. Sie ist eine Kombination von Bewegung, Massage und Shiatsu, der japanischen Fingerdruckmassage, die im Wasser ausgeführt wird.

Zeit Nimm dir Zeit, denn Zeit ist nicht knapp, sondern uns fehlt nur das Gefühl dafür. Sie ist jetzt und hier, ein großer Luxus, den wir uns öfter mal gönnen sollten.

Register